ウルトラ図解

オールカラー
家庭の医学

ギャンブル依存

病気を正しく理解して、嘘や借金の繰り返しをストップ

監修 樋口 進 独立行政法人国立病院機構
久里浜医療センター 名誉院長

法研

はじめに

～ギャンブル問題解決への道しるべとして～

本書『ウルトラ図解 ギャンブル依存』を手にしたということは、あなたがギャンブル問題を抱えているのでしょうか。それとも、あなたのご家族か、もしくは、別の理由で、ギャンブル依存に興味があり、本書を手にしたのでしょうか。

社会全体でみると、ギャンブル問題や依存というと、私には関係ない別世界の問題と考えている人が多いと思います。しかし、そのようなことはありません。最近行われた調査によると、だいたい成人の50人に1人、筆者の概算では日本全体でおよそ２００万人がギャンブル問題を抱えています。

遊びのギャンブルから依存に近くなっていくと、ギャンブルが制御できなくなり、ギャンブルを中心に生活が回っていくようになります。それに伴い、ギャンブルに費やすお金や借金が増えていきます。ギャンブルの借金はギャンブルで返済しようともがき、ますます深みにはまっていきます。家族に借金が発覚すると、家族もこの借金をなんとかしようとします。しかし、返済してもまた本人が借金をつくり、借金が芋づる式に出てきます。家族は途方に暮れ、本人への怒りが増し、家族崩壊につながることも稀ではありません。

本書はこのようなギャンブル問題の予防や依存に対する適切な対応のための情報提供書

です。読みやすく、理解が進むように、見開きページの左半分は解説図になっています。内容は以下のようになっています。まず、単なるギャンブル好きから依存に至るプロセス、依存によって引き起こされる問題や家族への影響が説明されています。次に、ギャンブル依存はどのような人になぜおきるのか、また、どのように診断され、どのように治療されるのかが分かりやすく解説されています。さらに、ギャンブル依存の再発を防ぎ、ギャンブルのない穏やかな生活を送るためのさまざまな具体的方法が示され、最後に実際の体験談で結ばれています。

ギャンブルに問題があると感じている人は、一度本書を読んでみてください。あなた自身の依存からの回復や周囲からの支援に関する道しるべが得られると思います。

最後に、本書の刊行にあたり、岡山県精神科医療センターの宋 龍平医師、久里浜医療センターの小砂哲太郎作業療法士、髙山輝大精神保健福祉士、古野悟志公認心理師はじめ多くの方にご協力を賜りました。厚くお礼申し上げます。

令和５年10月吉日

独立行政法人国立病院機構久里浜医療センター
ＷＨＯ物質使用・嗜癖行動研究研修協力センター
樋口 進

第2章 ギャンブル依存は病気

第3章 ギャンブル依存の診断と治療

第4章 ギャンブルのない生活のための工夫

【本文・図版デザイン】株式会社mashroom design
【イラスト】前田 佳香【カバーイラスト】前田 佳香
【編集協力】cocon、菅原嘉子

本書では、とくに表記のない限り、一般的な治療やフォローアップの方法を紹介しています。

症状、重症度のほか、医療機関によって異なることもあります。

まんがで「ギャンブル依存」早わかり！

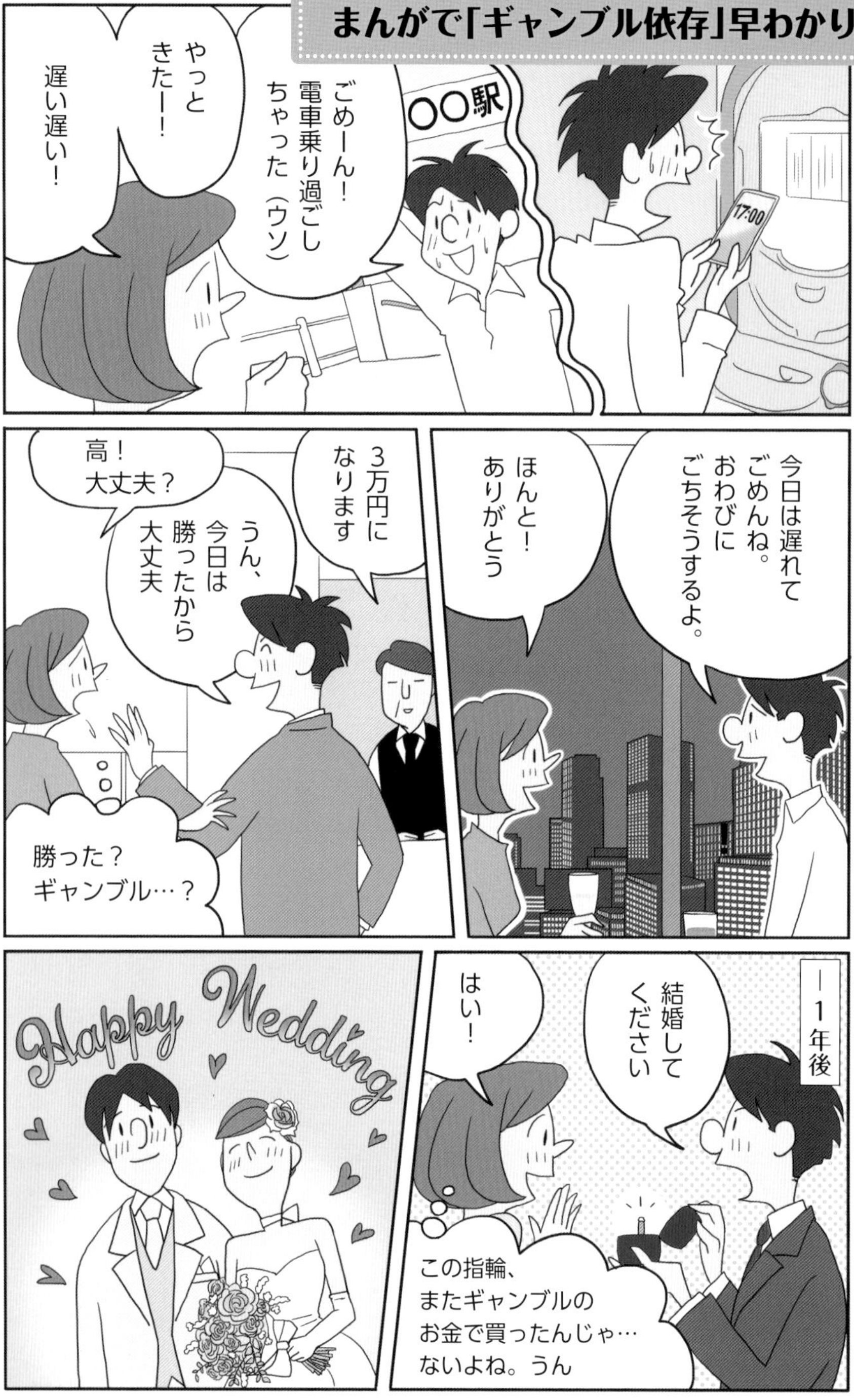
○○駅
17:00
ごめーん！
電車乗り過ごしちゃった（ウソ）
やっときたー！
遅い遅い！
今日は遅れてごめんね。おわびにごちそうするよ。
ほんと！ありがとう
3万円になります
高！大丈夫？
うん、今日は勝ったから大丈夫
勝った？ギャンブル…？
―1年後
結婚してください
はい！
この指輪、またギャンブルのお金で買ったんじゃ…ないよね。うん
Happy Wedding

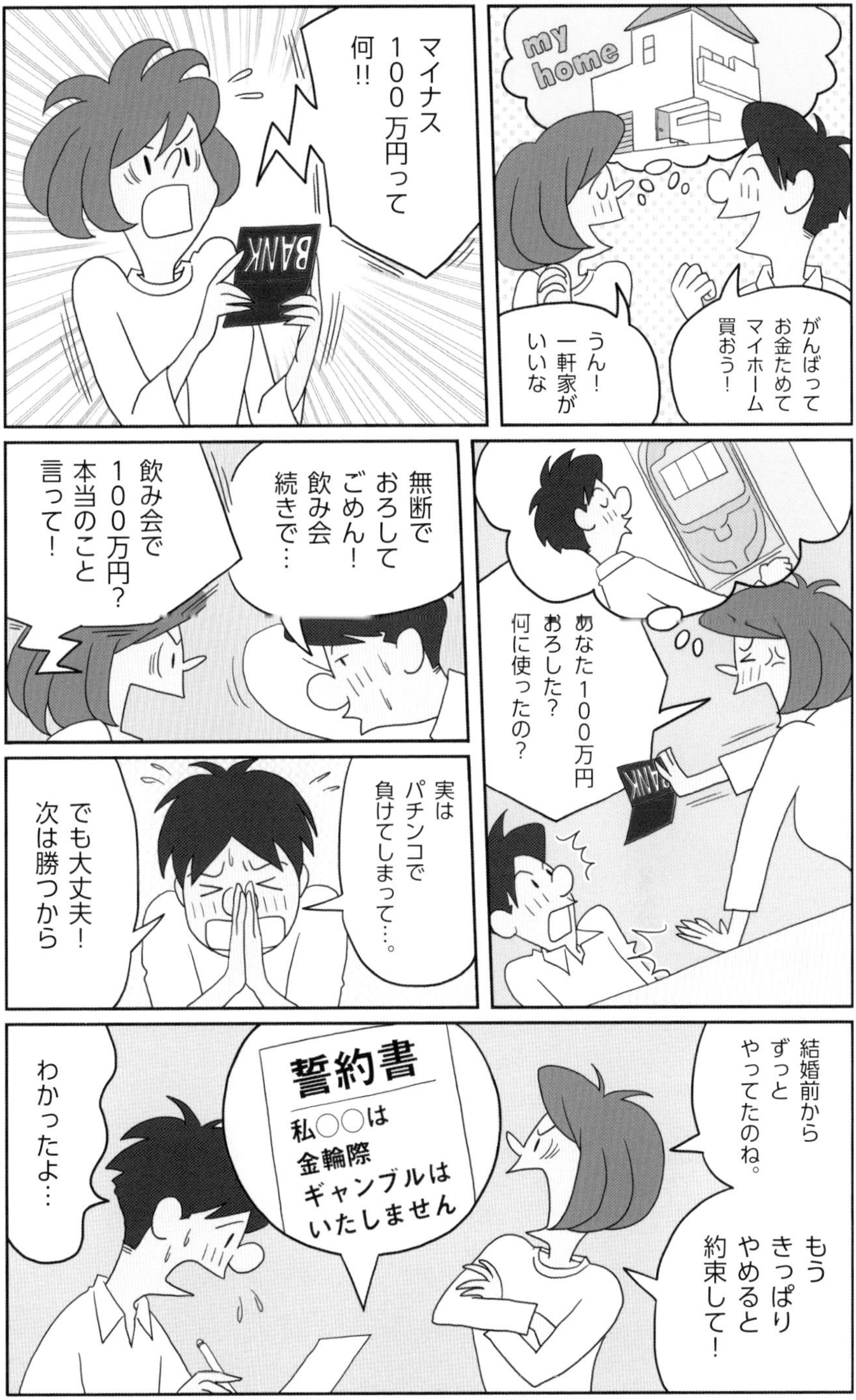
my home
がんばってお金ためてマイホーム買おう!
うん!一軒家がいいな
マイナス100万円って何!!
BANK
あなた100万円おろした?何に使ったの?
BANK
無断でおろしてごめん!飲み会続きで…
飲み会で100万円?本当のこと言って!
実はパチンコで負けてしまって…。
でも大丈夫!次は勝つから
結婚前からずっとやってたのね。
もうきっぱりやめると約束して!
誓約書
私○○は金輪際ギャンブルはいたしません
わかったよ…

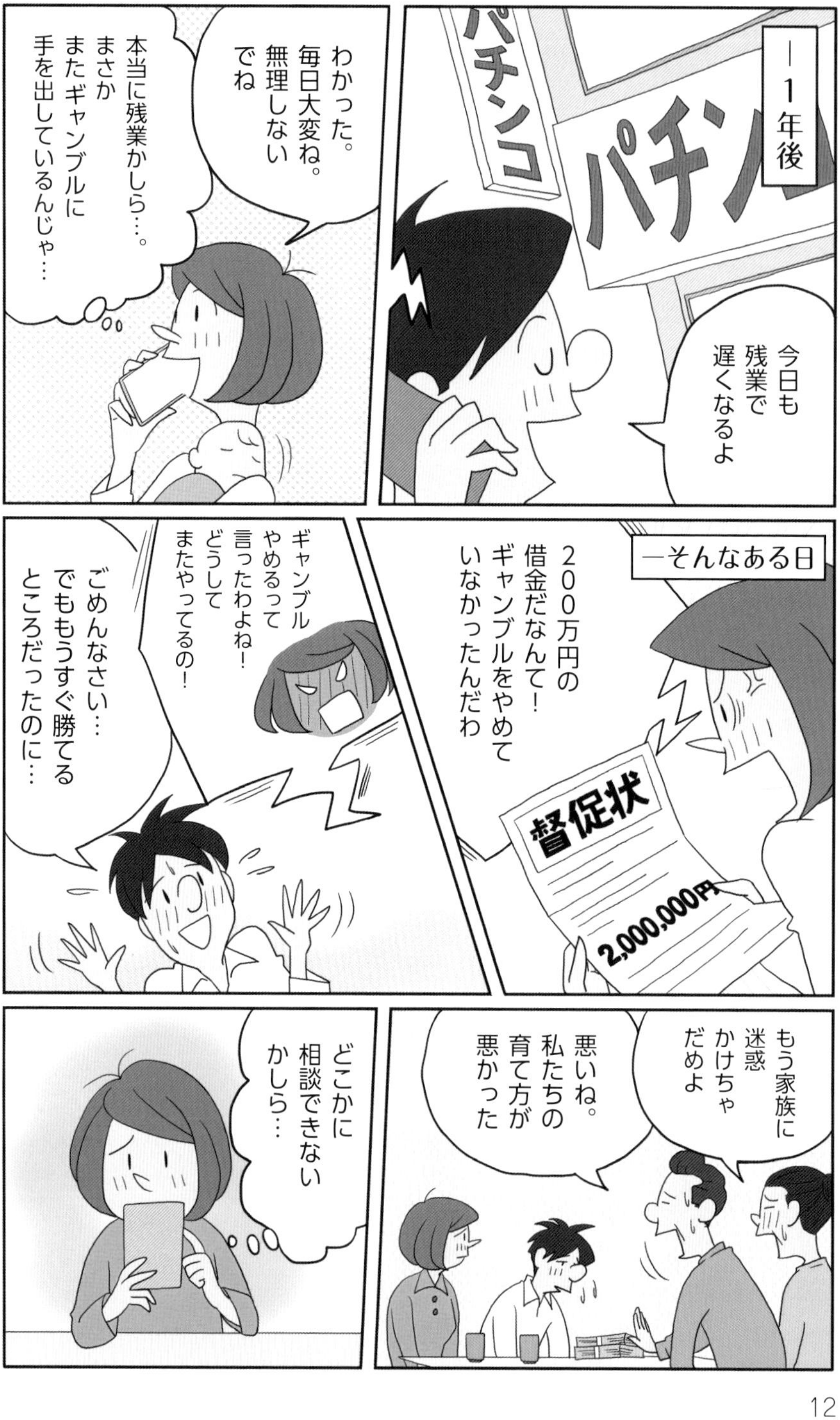

―1年後
パチンコ
パチン
今日も残業で遅くなるよ
わかった。毎日大変ね。無理しないでね
本当に残業かしら…。まさかまたギャンブルに手を出しているんじゃ…
―そんなある日
200万円の借金だなんて！ギャンブルをやめていなかったんだわ
督促状
2,000,000円
ギャンブルやめるって言ったわよね！どうしてまたやってるの！
ごめんなさい…でももうすぐ勝てるところだったのに…
もう家族に迷惑かけちゃだめよ
悪いね。私たちの育て方が悪かった
どこかに相談できないかしら…

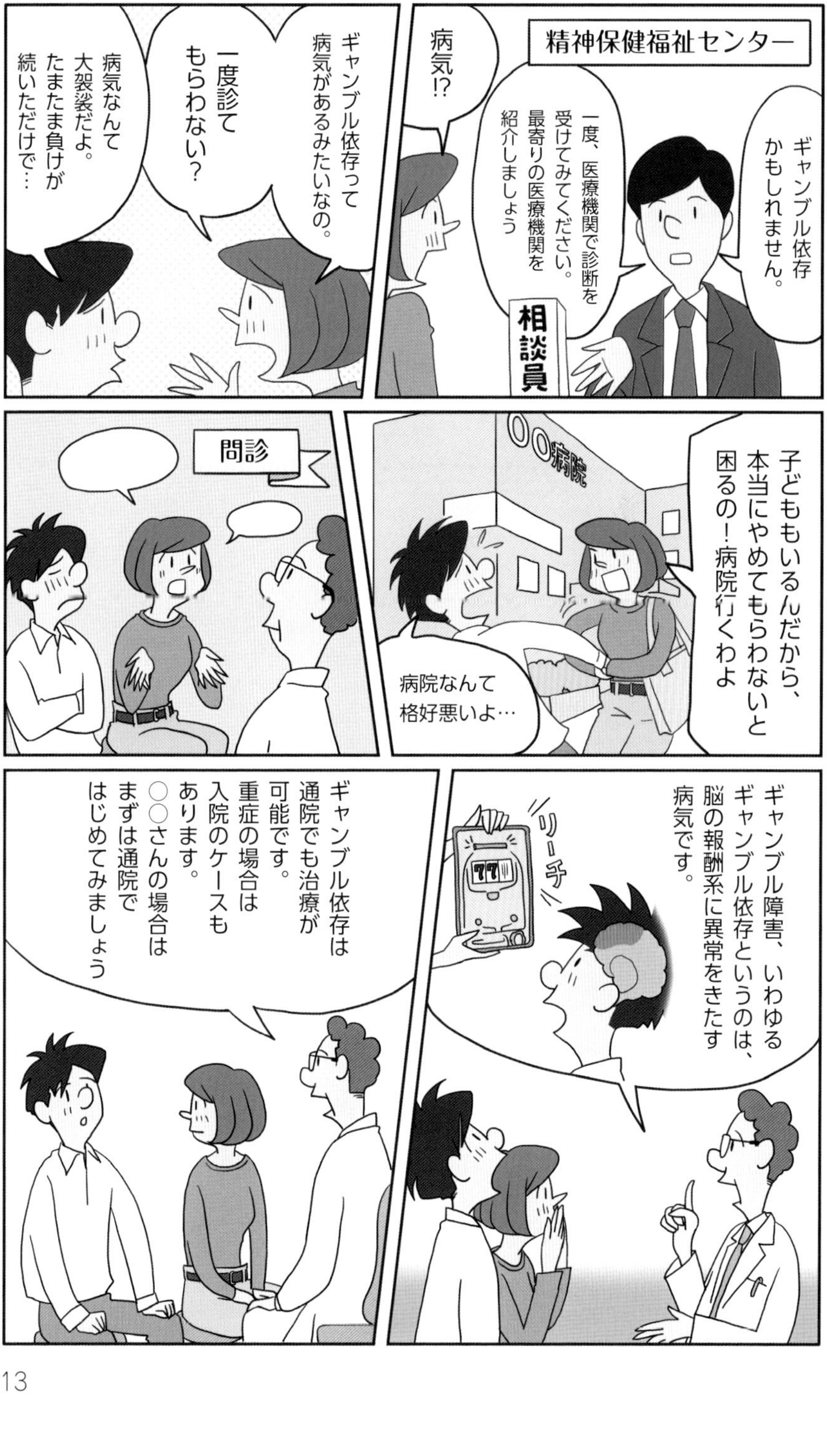
精神保健福祉センター
ギャンブル依存かもしれません。
一度、医療機関で診断を受けてみてください。最寄りの医療機関を紹介しましょう
相談員
病気!?
ギャンブル依存って病気があるみたいなの。
一度診てもらわない?
病気なんて大袈裟だよ。たまたま負けが続いただけで…
○○病院
子どももいるんだから、本当にやめてもらわないと困るの!病院行くわよ
病院なんて格好悪いよ…
問診
ギャンブル障害、いわゆるギャンブル依存というのは、脳の報酬系に異常をきたす病気です。
リーチ
77
ギャンブル依存は通院でも治療が可能です。重症の場合は入院のケースもあります。○○さんの場合はまずは通院ではじめてみましょう

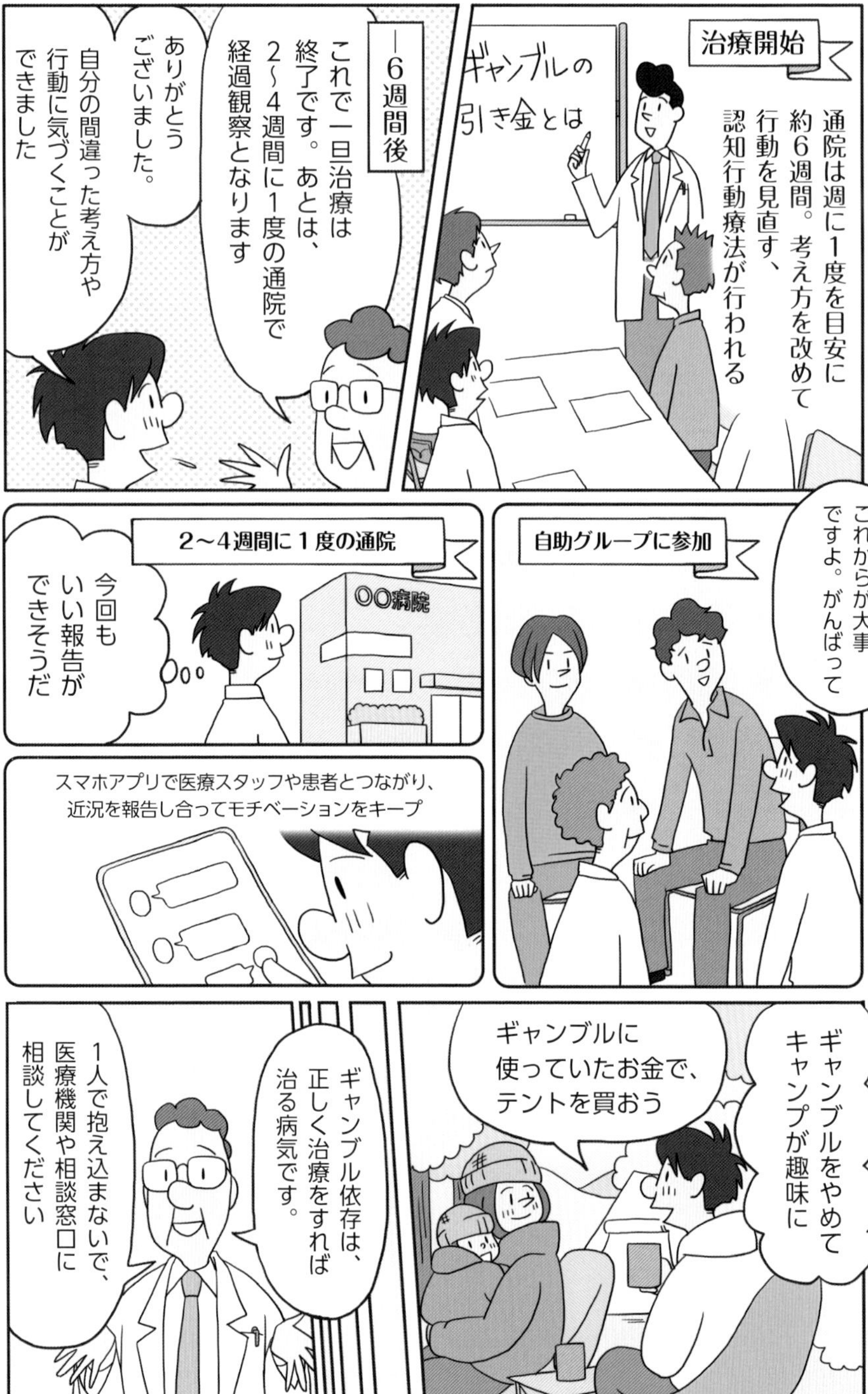
治療開始
通院は週に1度を目安に約6週間。考え方を改めて行動を見直す、認知行動療法が行われる
ギャンブルの引き金とは
—6週間後
これで一旦治療は終了です。あとは、2~4週間に1度の通院で経過観察となります
ありがとうございました。自分の間違った考え方や行動に気づくことができました
自助グループに参加
これからが大事ですよ。がんばって
2~4週間に1度の通院
○○病院
今回もいい報告ができそうだ
スマホアプリで医療スタッフや患者とつながり、近況を報告し合ってモチベーションをキープ
ギャンブルをやめてキャンプが趣味に
ギャンブルに使っていたお金で、テントを買おう
ギャンブル依存は、正しく治療をすれば治る病気です。
1人で抱え込まないで、医療機関や相談窓口に相談してください

第1章

ギャンブル好きと依存の違い

パチンコや競馬、宝くじなど、ギャンブルは私たちにとって身近なものです。ギャンブル好きと依存の境界線はどこにあるのでしょうか。ギャンブル依存特有の症状や問題からみていきましょう。

ギャンブル依存患者が増えている

日本はギャンブルにアクセスしやすい国

ギャンブル依存（依存症）の実態を調べた全国調査によると、日本におけるギャンブル依存の人の割合は、２０１７年で０・８％、２０２０年には２・２％に増えています。これは、他国と比較してもかなり高いものです。

また、依存に関する相談件数を見ても、多くの依存の相談件数は毎年横ばいですが、ギャンブル依存については、年々増加傾向にあります。

では、なぜ日本にはギャンブル依存の人が多いのでしょうか。その大きな要因は、生活の中にギャンブルが馴染んでしまっていることです。カジノがある国でも、住民が日常生活でギャンブルを行うことはめったにありません。しかし日本では、会社帰りや買い物のついでといった日常生活の中で、パチンコなどのギャンブルに簡単にアクセスできてしまいます。

実際、日本でギャンブル依存と疑われる人（SOGS*で5点以上）に行った2020年の実態調査では、過去1年で最もお金を使ったギャンブルは、パチンコ・パチスロで、全体の7割近くを占めています。

また、２０２０年から始まった新型コロナウイルス感染症の流行が、ギャンブル依存の増加に拍車をかけています。コロナ禍の巣ごもり生活で、人とのかかわりが絶たれたり、収入面で不安になったりしたことから、ギャンブルに走ってしまった人が少なくありません。

加えて、家にいながらでもできる、競馬などのインターネット投票が、ギャンブル依存を増やす一因にもなっています。

用語解説　SOGS（South Oaks Gambling Screen）　アメリカで開発されたギャンブル依存のスクリーニングテスト。５点以上で依存が疑われる。

ギャンブル依存の実態

ギャンブル依存の割合

2017年度に全国300地点で無作為に抽出された10,000人を対象に行った全国調査*1と、2020年度に17,955人を対象に行った全国調査*2を比較すると、過去1年以内の推定有病率に増加がみられた

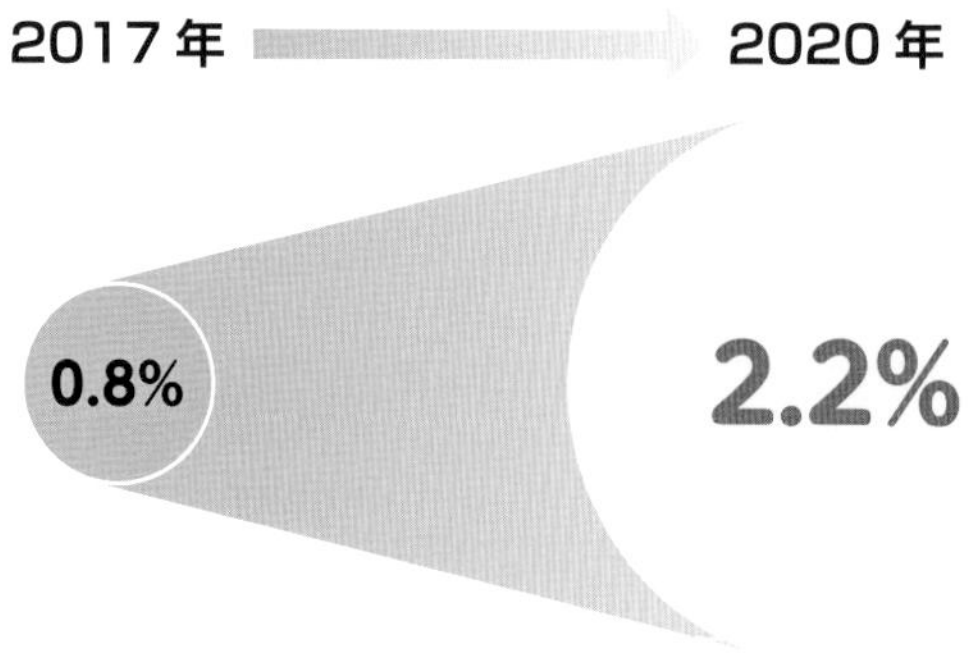

過去1年以内においてギャンブル依存が疑われた（SOGS5点以上）者の割合

※2017年と2020年の実態調査は方法が異なるため、直接の比較は難しい点もある

最もお金を使ったギャンブルの種類

2020年度の全国調査*2で過去1年以内にギャンブル経験のあった男女（男性1,781名、女性978名）のうちSOGS5点以上だった人の回答では、男女ともにパチンコ・パチスロが最も多かった

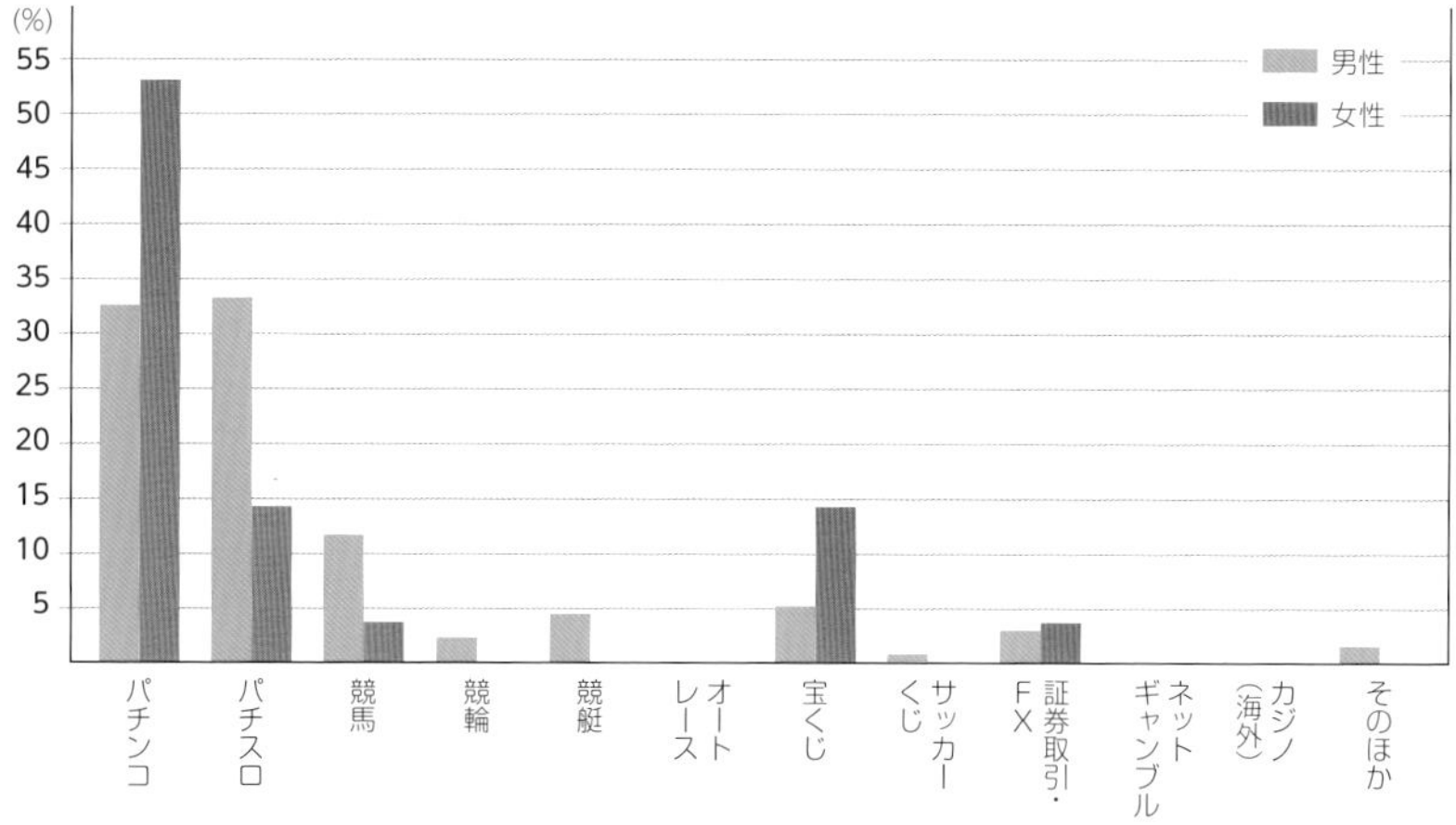

*1「国内のギャンブル等依存に関する疫学調査（全国調査結果の中間とりまとめ）」（久里浜医療センター）より

*2「ギャンブル障害およびギャンブル関連問題の実態調査」報告書令和3年8月（久里浜医療センター）より

対象となるギャンブル

運で決まる勝負にお金を賭けること

ギャンブルがどのようなものであるかには、さまざまな定義があります。本書では、運や偶然で決まる勝負ごとに、お金やお金に近い価値のあるものを賭けて、より多くのお金や価値のあるものを手に入れようとする行為全般をさすこととします。

ギャンブルは、日本語では「賭博」「博打」と呼ばれ、現在の日本では賭博が法律で禁止されています。

しかし、競馬・競輪・競艇・オートレースの4つは、法律で「公営ギャンブル」として認められています。また、抽選でお金を当てられる富くじも法律で禁じられていますが、宝くじやスポーツ振興くじは許可されています。

ギャンブルの代表ともいうべきパチンコやパチスロは、法律では「遊技」とされており、ギャンブルの扱いにはなっていません。しかし、これらの遊技もギャンブル依存の要因になっていることがあり、公営ギャンブルや宝くじなどとまとめて、「ギャンブル等」として扱われています。

また、短期間で利益を得ようとする株取引や外国為替証拠金取引（ＦＸ）、オンラインゲーム上でアイテムやキャラクターを手に入れるために行う抽選（ガチャ）も、ギャンブル依存の要因となっているため、これらも「ギャンブル等」として考えられています。

さらに今後、日本でのカジノを含む統合型リゾート（ＩＲ）の運営が始まるため、カジノでのギャンブルも依存の要因になるのではないかといわれています。そのため、依存対策に対する検討が進められています（Ｐ42）。

ギャンブルの種類

公営ギャンブル

地方公共団体や特殊法人によって運営される競技で、法律で許可された競馬、競輪、競艇、オートレースの4つがあり、公営競技ともいわれる。勝敗を予想して投票券を購入し、当たると配当金が受け取れるもの。収益金の一部は国や地方自治体に還元されている

- 競馬
- 競輪
- 競艇
- オートレース

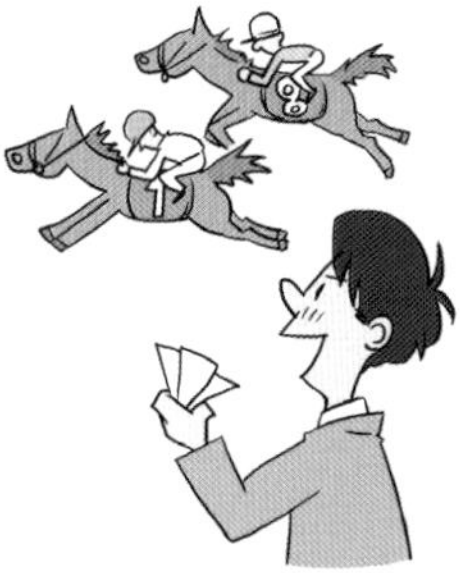

宝くじ・スポーツくじ

宝くじ・ロト、サッカーやバスケットボールの勝敗によって当選が決定するスポーツ振興くじがある

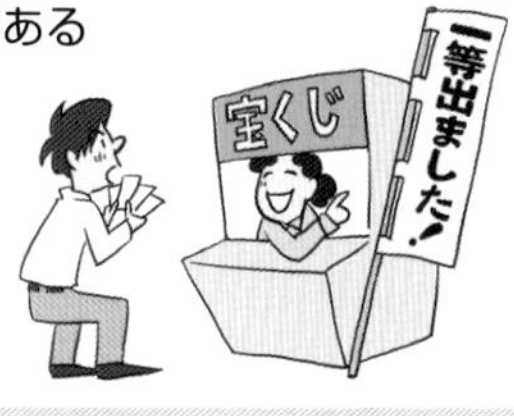

遊戯

パチンコ、スロットのほか、麻雀やテレビゲームも法律では遊戯に分類される

- パチンコ
- パチスロ

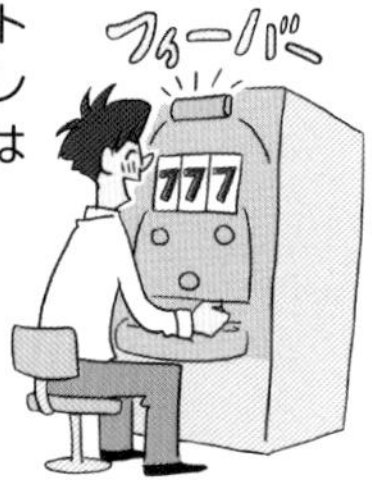

投機

価格変動によって利益を得ようとする「株式」や「外国為替証拠金取引(FX)」などがある

オンラインギャンブル

インターネットを通して「ギャンブル等」を行うこと。ただし、公営ギャンブル以外は違法

そのほか

ゲーム上でアイテムなどを抽選で手に入れる「ガチャ」もギャンブルに含まれることがあるほか、日本でも統合型リゾートでのカジノの運営が始まる

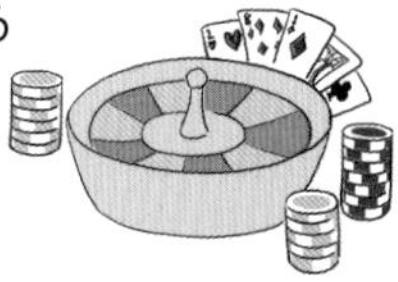

好きと依存の違いとは

依存は自分をコントロールできない

ギャンブルをしている人でも、「ギャンブル好き」でとどまっている人と、ギャンブルに依存するまでに至っている人がいます。その違いはいったい何なのでしょうか?

まず、依存がどのような症状かを考えてみましょう。依存は、簡単にいうと「自分をコントロールできなくなる病気」のことです。

もし、単なるギャンブル好きであれば、どんなにギャンブルをしたいと思っても、「土日だけ気晴らしに」「こづかいの範囲で」といったように、自分でコントロールできるのです。

しかし、ギャンブル依存の場合、「ギャンブルをしたい」という気持ちや衝動を抑えられません。常識的に「今はギャンブルをしないほうがいい」と思えるときにもギャンブルをしてしまったり、寝る間を惜しんでギャンブルにのめり込んでしまいます。やってはいけないとわかっていても、時や場所を選ばず、心身の健康や社会生活、家庭を犠牲にしてでも、ギャンブルをしてしまうのです。

つまり、「ギャンブルをしたい」という気持ちや、ギャンブルをしに行く行動を、自分の意志でコントロールできなくなっているのが、ギャンブル依存といえます。

この状態でギャンブルを続けると、脳が次第にギャンブルの刺激に慣れていき、より強い刺激を求め、「もっと大きな金額を賭けたい」「賭けに勝って大金を手にしたい」と考えるようになります。その結果、賭け方がエスカレートし、借金をするようになったり、家庭生活を破綻させたりすることにもつながってしまいます。

ギャンブル好きとギャンブル依存はココが違う

賭け方、心理・行動、生活面、金銭面で
単にギャンブルが好きな人と依存の人の違いをチェックしよう

Check1 賭け方

ギャンブル好き	ギャンブル依存
□ 趣味や娯楽の範囲で楽しんでいる	□ 勝つまで賭け続け、問題をおこす
□ 勝てなくても途中でやめることができる	□ 賭けはじめるとやめることができない

Check2 心理・行動

ギャンブル好き	ギャンブル依存
□ したいと思っても状況によって我慢ができる	□ 仕事中やお金がないときでもやりたい気持ちを我慢できない
□ 負けていてもこんなものかと思える	□ 根拠もなく勝てると思っている

Check3 生活面

ギャンブル好き	ギャンブル依存
□ ギャンブルは生活の一部	□ ギャンブルが生活の中心
□ 仕事や家庭生活を送りながら、ギャンブルを楽しんでいる	□ ギャンブルのせいで仕事に支障をきたしたり、家庭に問題がおきている

Check4 金銭面

ギャンブル好き	ギャンブル依存
□ こづかいの範囲でやっている	□ 借金してでもやっている
□ 多少損をしているが家計に響くほどではない	□ 負けを取り戻そうと借金を繰り返す

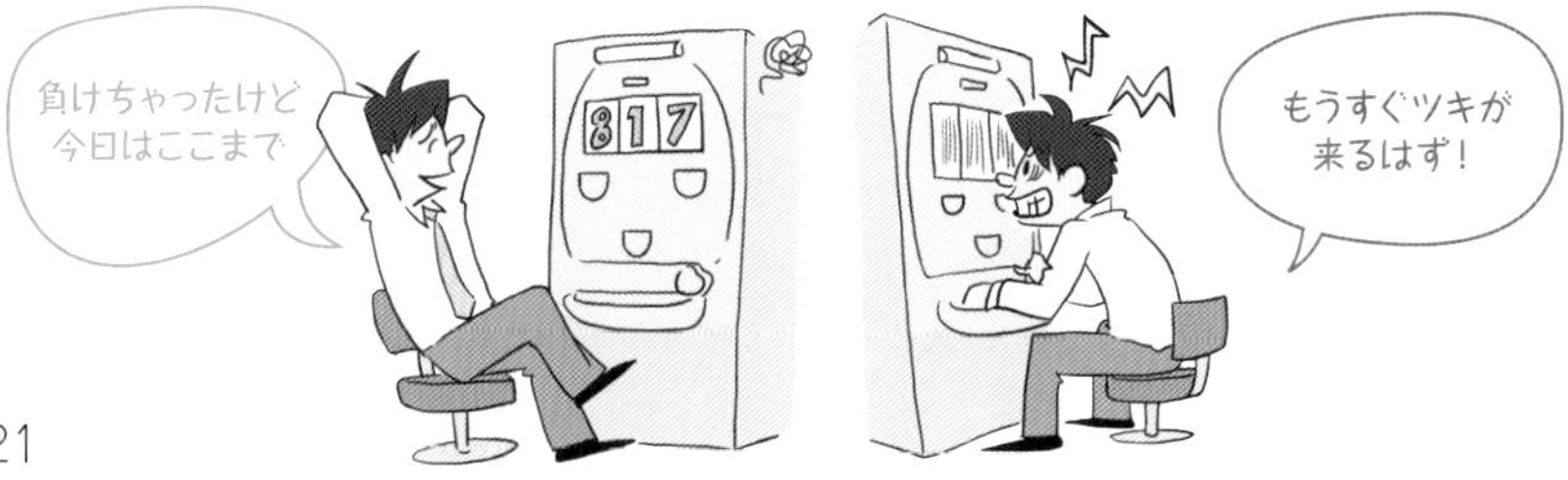
負けちゃったけど
今日はここまで
817
もうすぐツキが
来るはず！

特徴①―負けを取り戻そうと深追いする

「勝てるに違いない」と思い込む

　ギャンブルをして、賭けるためのお金がなくなった場合、多くの人は「ここでやめよう」と思えるものです。しかしギャンブル依存の人は、そこで切り上げることはできません。勝つまで勝負を続けようと、「深追い」をしてしまいます。

　そもそも、ギャンブルはなかなか勝てない仕組みになっています。それでも、「自分は勝てる」と思い込み、「負けをとり戻そう」と続けてしまいます。

　運よく勝ったとしても、「もっと勝てるに違いない」と賭け続けてしまい、やめるタイミングをつかめない状況が続きます。

「認知の歪み」による影響

　この「やめるタイミング」をつかめない原因としては、認知の歪みが考えられます。

　認知とは、何かを認識し、理解する心の働きのことです。ギャンブル依存の人は、ギャンブルや金銭についての認知が歪み、一般的ではない考え方をしてしまいます。

　たとえば、ギャンブルの勝ち負けは運によるところが大きいものです。しかし、ギャンブル依存の人は「自分はギャンブルの結果をコントロールすることができる」「自分は勝ち方を知っている」と信じきっており、勝てるまでギャンブルを続けてしまいます。

　また、認知の歪みから、負けて損をしていることが目に入らなくなり、勝ったことだけを認知して成功していると思い込み、ギャンブルを続けてしまうこともあります。

ギャンブルの「深追い」

深追いとは

ギャンブルに勝っていても負けていても「深追い」してしまうのが依存の特徴。ギャンブルをやめるタイミングをつかめない

負けているとき

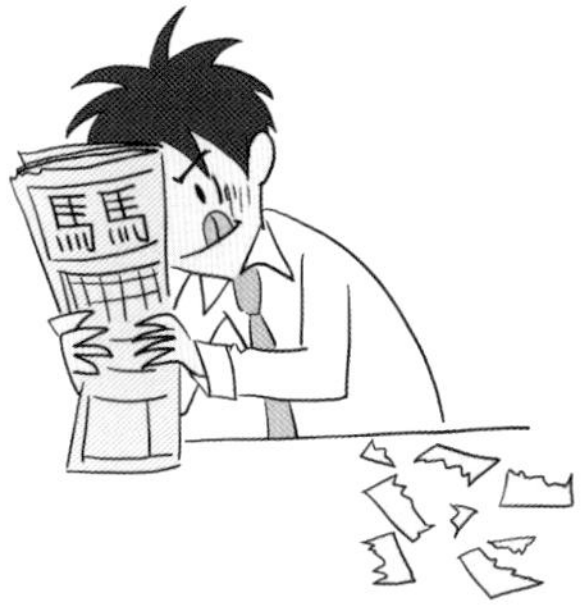

負けを取り戻そうとしたり、
自分は勝てると根拠なく
思い込んで賭け続けてしまう

勝っているとき

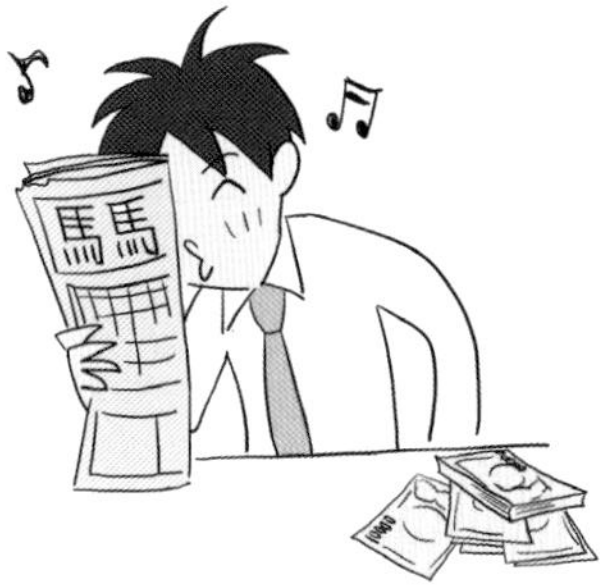

たまたま勝っていたとしても、
もっと勝てるとエスカレートし、
結局負けてしまう

認知の歪みとは

ギャンブルは運によって左右されるものだが、依存の人はそれを正しく認知できず、「自分は勝ち方を知っている」「勝負をコントロールできる」とゆがんだ考えに支配され、ギャンブルを続けてしまう

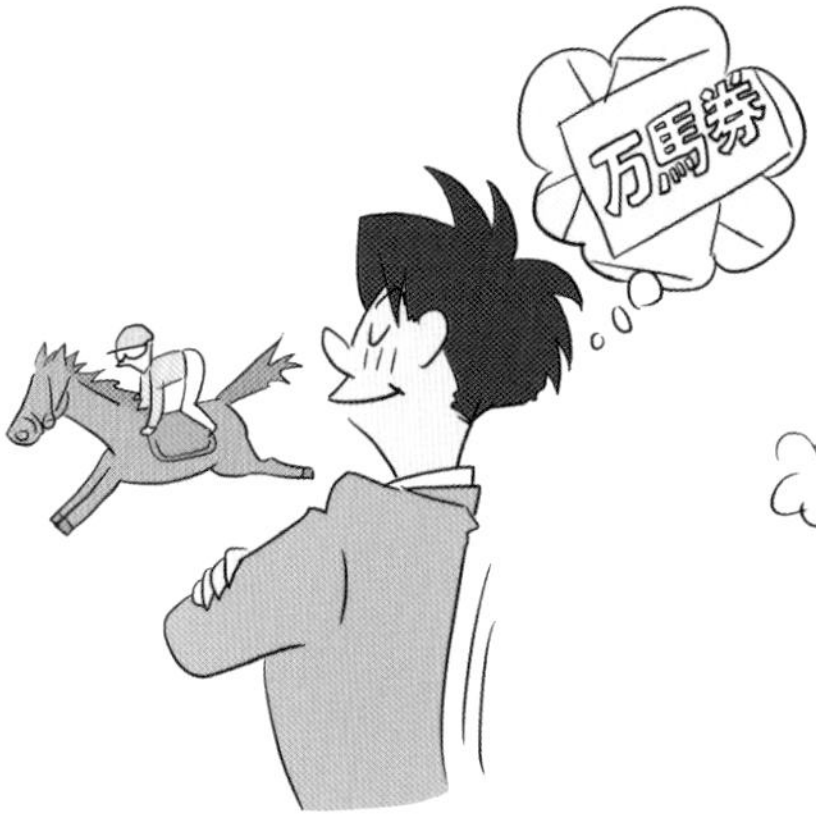

勝ったことのみ認知

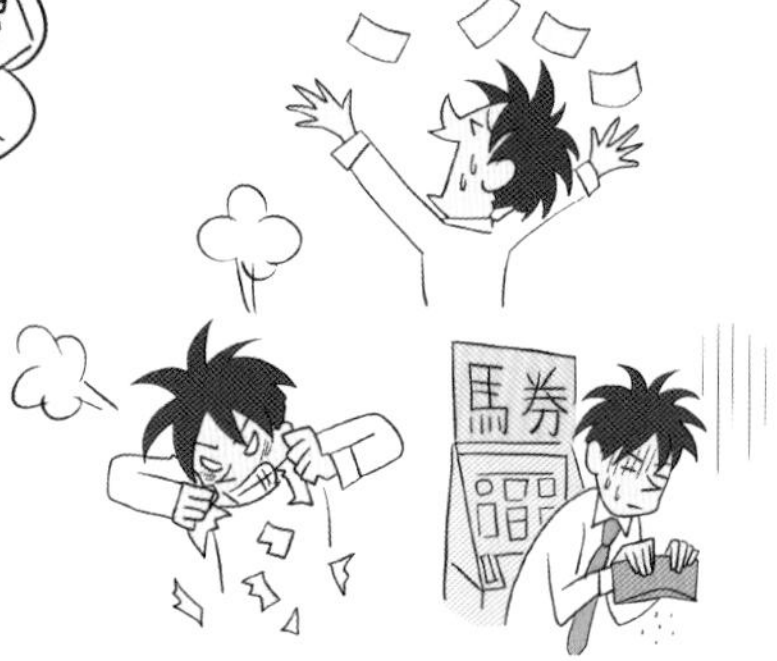

負けたことは認知しない

特徴②―金銭感覚がおかしくなる

脳がギャンブルの刺激に慣れてしまう

ギャンブルに、高額なお金を賭け続けるようになることは、ギャンブル依存における顕著な症状の1つです。

最初はわずかな金額でギャンブルを楽しんでいたにもかかわらず、もっと大きな刺激と興奮を求めるようになり、一回の賭けに数万円、数十万円を使うようになります。

これは、ギャンブルを続けたことで、脳がギャンブルの刺激に慣れてしまうためです。軽い刺激では快感や興奮を得られなくなり、より強い刺激を求めるがゆえに、歯止めがきかなくなります。

金銭感覚がゆがんでしまう

さらにギャンブル依存の人は、何事においてもギャンブルを中心に考えるため、金銭感覚も歪みやすくなります。

「ギャンブルのため」と思えば借金にも抵抗がなくなり、返済できないほどの多額の借金を背負うようにもなります。だんだん借金が増えてくると、ギャンブルの借金はギャンブルで返すしかないという認知の歪みが生じ、コツコツ返すのではなく、ギャンブルで大金を一度に得て返そうと考え、さらに深みにはまっていくのです。

家族は、本人が返済できない借金を肩代わりすることで、状況の悪化を防いだり、事態を収めたりしようとします。しかし、依存の状態では、借金が0になったのをいいことにまた借金ができると思ってしまいます。依存であることを解決しなければ、いずれまた高額なギャンブルを行ったり、借金を繰り返したりするようになります。

借金を繰り返す悪循環

ギャンブル依存の人は脳が快感や興奮を感じにくくなっており、より強い刺激を求めて賭け金もエスカレート。家族の貯金に手を出したり、数件の金融機関から借金を重ねてしまう

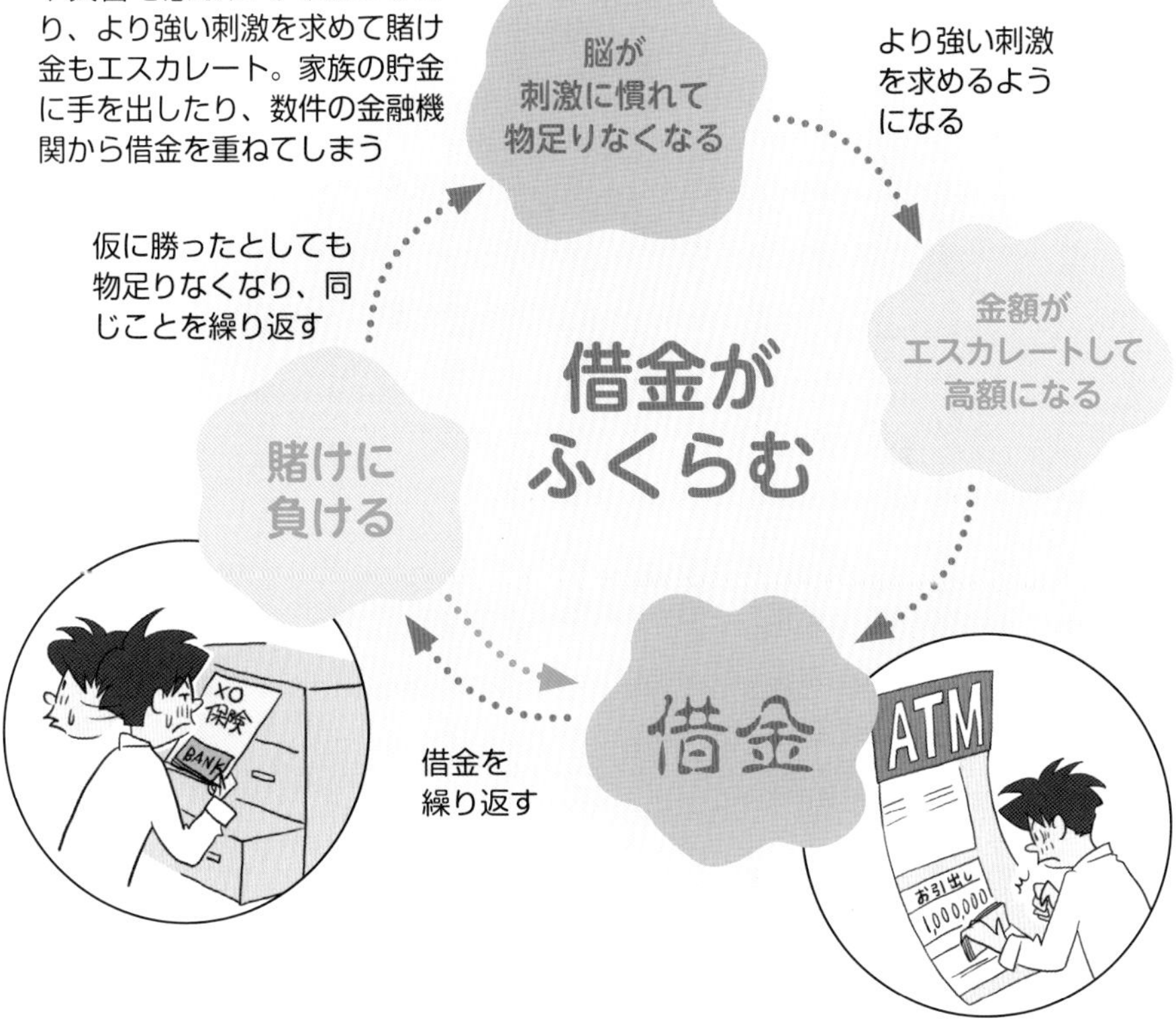
脳が
刺激に慣れて
物足りなくなる
より強い刺激
を求めるよう
になる
金額が
エスカレートして
高額になる
借金が
ふくらむ
借金
借金を
繰り返す
賭けに
負ける
仮に勝ったとしても
物足りなくなり、同
じことを繰り返す
XO
保険
BANK
ATM
お引出し
1,000,000

依存患者の借金額

ギャンブル依存で公的相談機関を来訪した当事者114名、自助グループに参加する当事者165名に実施したアンケートで借金の額について調べた

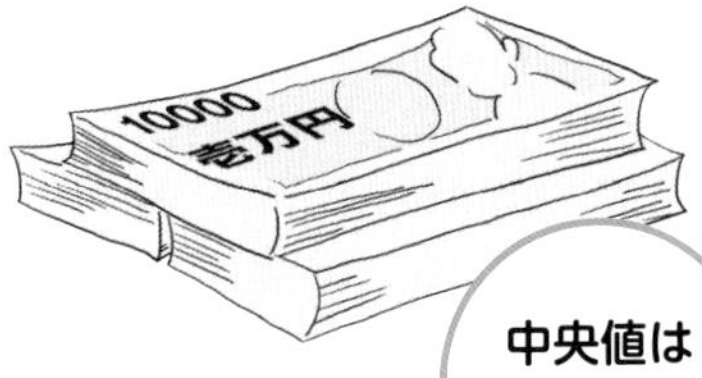
10000
壱万円

中央値は
300万円

平均値は
394万円 〜 750万円
（公的相談機関来訪者）（自助グループ参加者）

「ギャンブル障害およびギャンブル関連問題の実態調査」
報告書令和3年8月（久里浜医療センター）より

特徴③ ーギャンブルが生活の中心に

ギャンブル以外のことがストレスに

　ギャンブル依存の人は、毎日のすべてをギャンブル中心に考えるようになります。

　何事においてもギャンブルを最優先に考えるため、食事や睡眠、入浴といった日常の行為さえも面倒になり、家族をないがしろにしてまでも、ギャンブルをしようとします。

　仕事においても同様です。ギャンブルのことで頭がいっぱいであるため、これまでなかったようなささいなミスが増えたり、仕事に熱が入らなくなったりします。また、仕事中であっても、少しでも時間が空けばギャンブルに行こうとしたり、無断欠勤してしまうこともあります。

　これは、ギャンブル依存の人が、ギャンブル以外の行動をすることに、強いストレスを感じるようになるためです。生活や仕事のうえでとても大切なことであっても、「こんなことをやっているヒマがあるなら、ギャンブルをしたい」と思うようになり、ギャンブル以外のことをおろそかにしたり、放棄したりするのです。

　このような「ギャンブル中心」の生活が続くと、家族との会話が減り、家庭内でさまざまな問題がおこります。また職場でも、これまでできていた仕事を進められなくなり、生産性が落ちたり、評価にも影響が出ることがあります。

　こういった問題から目を背けたり、問題から生じたストレスを解消したりするために、さらにギャンブルにのめり込むようにもなるのです。最終的に、家族や職場からも見放されると、自暴自棄になり、ギャンブルへの依存が強まるだけでなく、自殺を考えるようにもなります。

ギャンブル中心の生活

**ギャンブルで頭がいっぱいになり、ギャンブル以外のことがストレスに。
会社でも家庭でもギャンブルを優先する生活になり、
その結果、家族関係が悪化したり、職を失うなど仕事に問題が生じる**

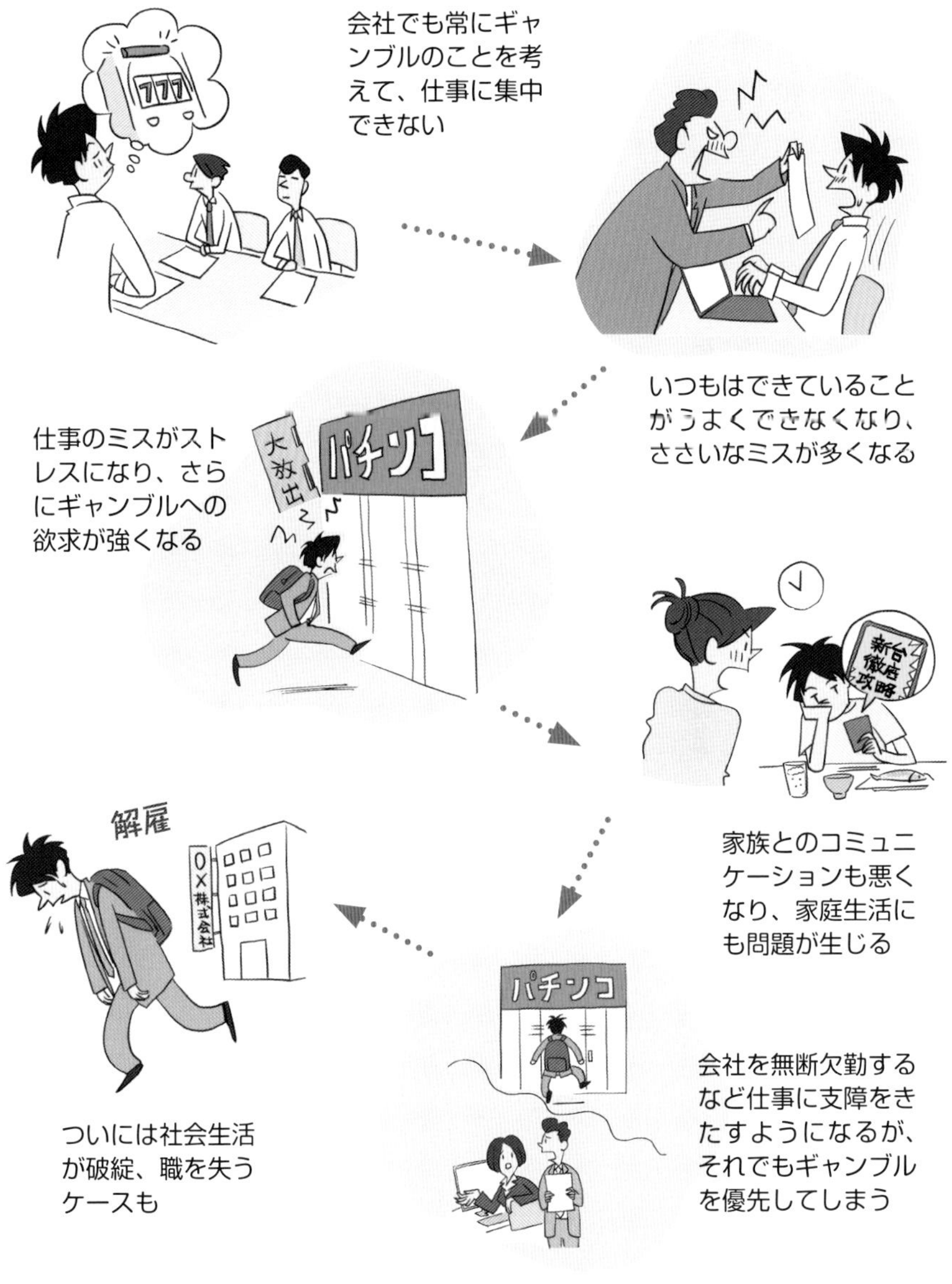
777
会社でも常にギャンブルのことを考えて、仕事に集中できない
いつもはできていることがうまくできなくなり、ささいなミスが多くなる
大放出
パチンコ
仕事のミスがストレスになり、さらにギャンブルへの欲求が強くなる
新台徹底攻略
家族とのコミュニケーションも悪くなり、家庭生活にも問題が生じる
パチンコ
会社を無断欠勤するなど仕事に支障をきたすようになるが、それでもギャンブルを優先してしまう
解雇
○×株式会社
ついには社会生活が破綻、職を失うケースも

特徴④―家族に嘘をつく

ギャンブルを隠すために嘘をつく

ギャンブル依存の人は、家族やまわりの人に、ギャンブルをしていることを話そうとはしません。

本人も「ギャンブルにのめり込むのはよくないこと」とわかっているためです。

それでもギャンブルをやめられず、「家族との関係を悪くしたくない」「まわりから責められたくない」という思いから、ギャンブルをしていることを隠そうと、嘘をついてしまいます。

ギャンブルをしているのに「していない！」、借金があるのに「こづかいの範囲でやっている！」といった、その場しのぎの嘘をつくことがあります。「自分ではギャンブルをするつもりはなかったけれど、会社の人との付き合いで、断り切れなかった」などと、もっともらしい嘘をつくこともあります。

また、ギャンブルをしたいがために、嘘をつくこともあり、「残業で遅くなる」「同僚と飲みに行く」などと嘘をつき、ギャンブルをする時間をつくろうとします。ギャンブルに使うお金を用立てるためにスマホを売り、家族には「スマホを失くした」と嘘をついていた、という事例もあります。

さらに、馬券や賞品など、ギャンブルをした証拠を隠そうとすることもあります。たとえ勝っていたとしても、ギャンブルをやっていることが知られないようにするのです。

嘘や隠し事は一度だけにとどまりません。嘘を隠すために、さらなる嘘を何回も重ねてしまうことが多く、本人としては嘘で隠せている間は、ギャンブルを続けられるとも考えています。また、「嘘がバレたら、ギャンブルをやめさせられる」という恐れも抱いているのです。

ギャンブル依存にありがちな嘘とその心理

ギャンブル依存の人は「ギャンブルをやめなくては」という自覚がある。
そのうしろめたさゆえ、嘘をついたり隠し事をする

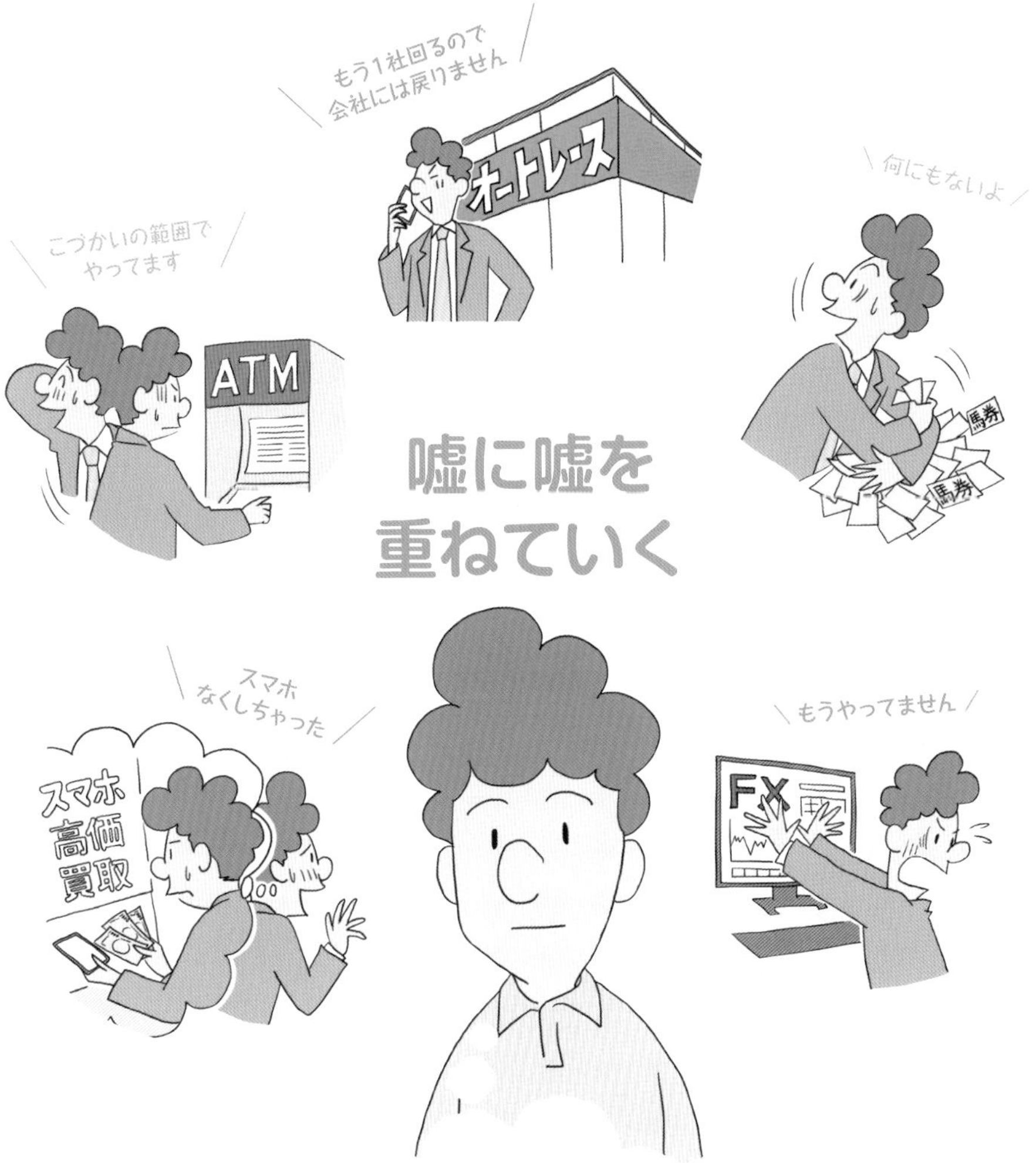
もう1社回るので
会社には戻りません
オートレース
何にもないよ
馬券
馬券
こづかいの範囲で
やってます
ATM
嘘に嘘を
重ねていく
スマホ
なくしちゃった
スマホ
高価
買取
もうやってません
FX

嘘が
バレないうちは
ギャンブルが
できる

責められたく
ない

家族との
関係を
悪くしたくない

特徴⑤ーやめなければという自覚はある

ギャンブルへの罪悪感を抱えている

　ギャンブル依存の人は、ギャンブルをすることに罪悪感を抱きはじめます。ギャンブルをすること自体が悪いことだとわかっていながらも、やめられないことに罪悪感を覚えるのです。

　そのため、ギャンブルの問題が明るみに出たり、家族から責められたりすると、「ギャンブルをやめよう」と考えるようになります。

　実際、ギャンブル依存の人の多くは、一度は「ギャンブルをやめよう」と決意しています。家族から「二度とギャンブルをしない」と約束させられたり、誓約書を書かされたりすることもあれば、自分からギャンブル場に近づかないようにしていることもあります。

　しかし、ギャンブル依存の人にとっては、こういった約束や誓いを守りとおすことは難しいのです。どんなに強く決心しても、ふとした隙に再びギャンブルをはじめてしまいます。

　これは、本人の決意が嘘だったわけではありません。決意したときには、本当に反省し、「やめよう」と考えています。しかし、ギャンブル依存の人の脳は、強くギャンブルにとらわれているため、本人の気持ちや努力だけでは、簡単にやめることはできません。ギャンブルへの欲求が、約束を守ることや、家族への愛情といった大切な思いをも上回ってしまうのです。

　このように、自分でも何とかしたいと思いながらも、ギャンブルや借金を繰り返してしまい、罪悪感を増やしながら、さらにギャンブルにのめり込んでいくのが、ギャンブル依存の特徴的な症状といえるでしょう。

やめたいという意思や反省は嘘ではない

ギャンブルで問題が明るみにでると本人も心から反省し、もうやらないと誓約書を書くなどやめる決意をするが、脳の病気を治さない限り、本人の意思では欲求を抑えられない

依存患者の多くはギャンブルに罪悪感を感じており、本心から一度は反省したりやめる決意をする

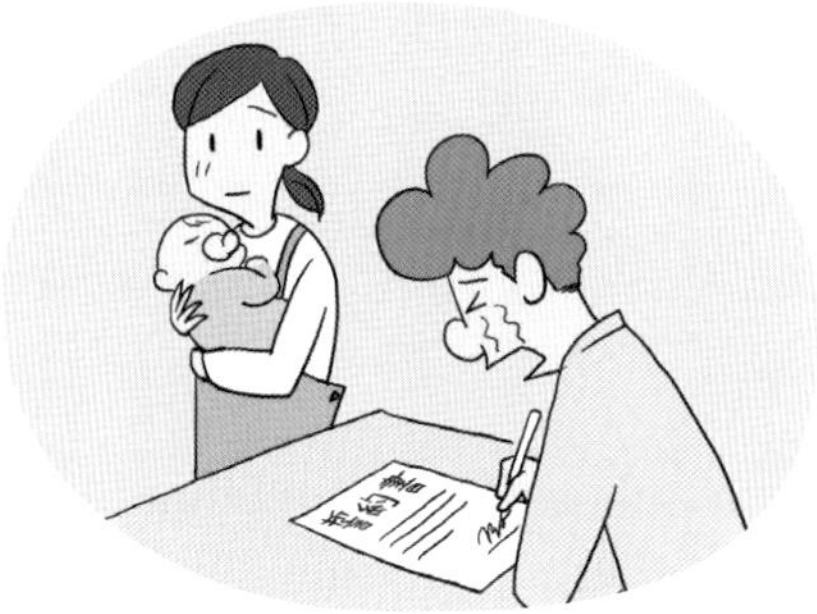

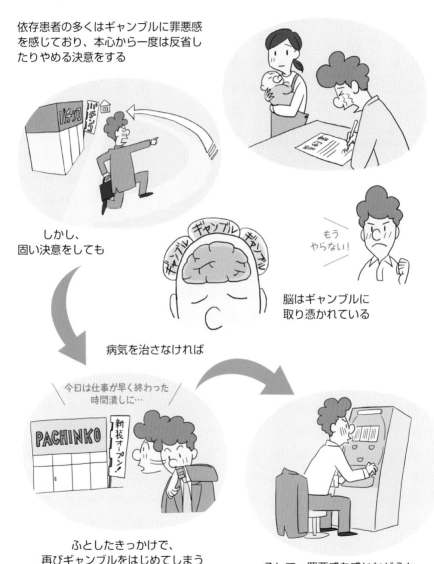

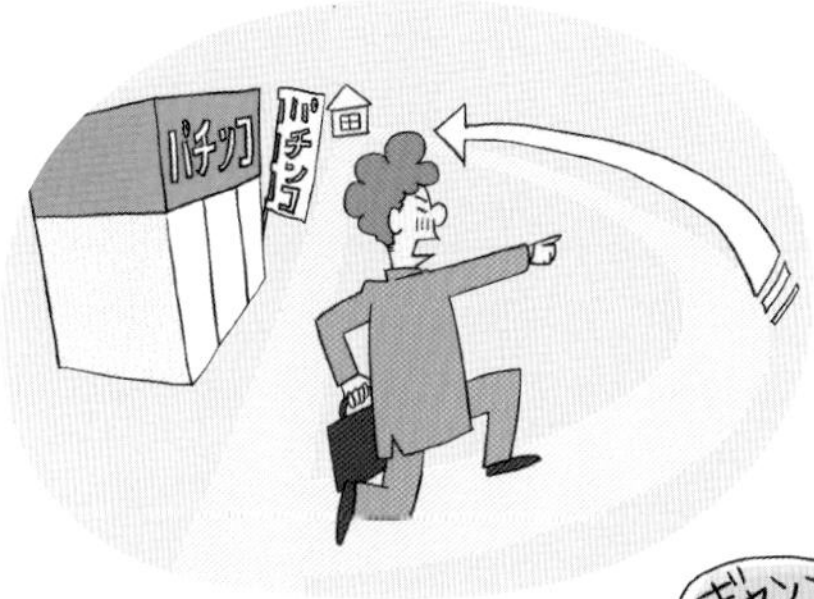

しかし、
固い決意をしても

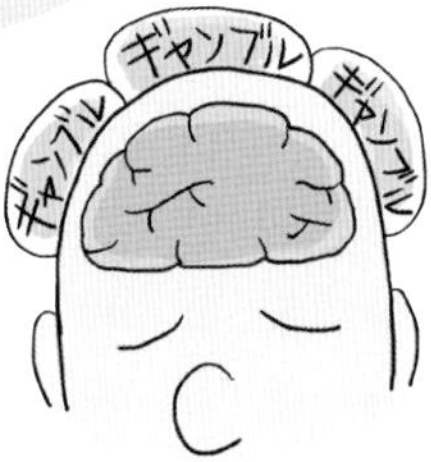

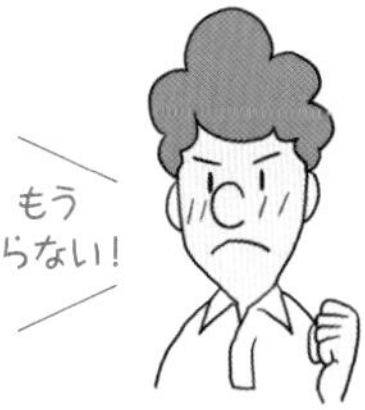
もう
やらない!

脳はギャンブルに
取り憑かれている

病気を治さなければ

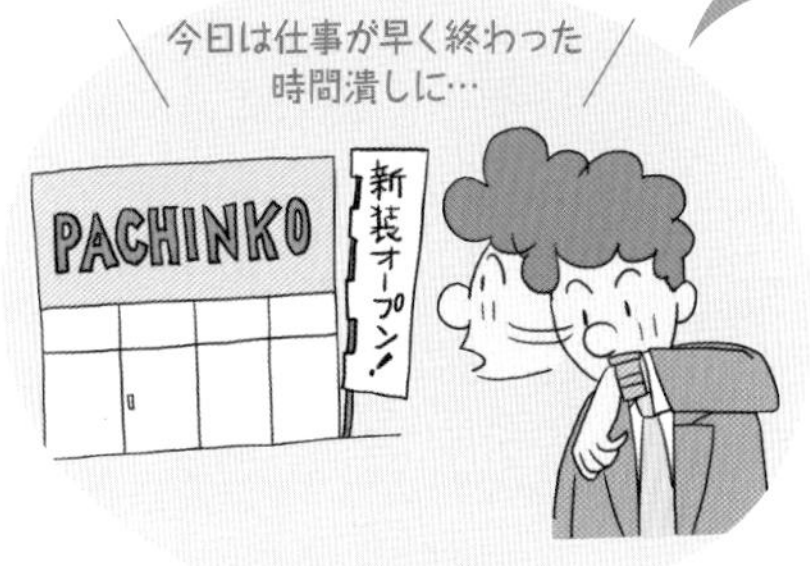
今日は仕事が早く終わった
時間潰しに…
PACHINKO
新装オープン!

ふとしたきっかけで、
再びギャンブルをはじめてしまう

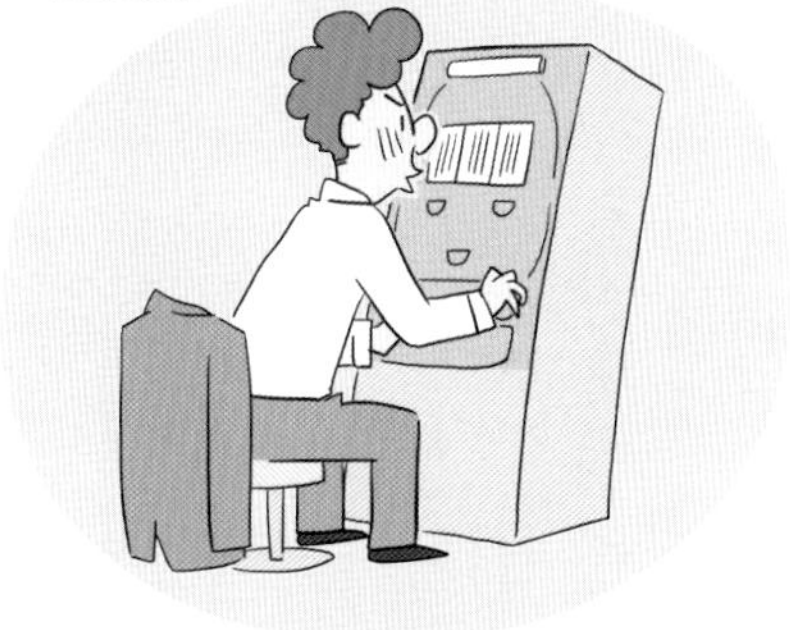

そして、罪悪感を感じながらも
ギャンブルにのめり込んでしまう

依存の症状

「コントロールできない」ことが症状

ギャンブル依存の特徴として、深追い、賭け金がエスカレート、ギャンブルが生活の中心、嘘をつく、やめなくてはいけないと自覚している、という5つをお話ししましたが、そもそも「依存」とは、精神医学では「嗜癖《しへき》」といい、「ある特定の物質・行動を、やめたくてもやめられない」という、自分ではコントロールできない状態のことをさします。

そこで、衝動を抑えることが難しい病気として、1980年にアメリカ精神医学会が作成した診断基準「DSM-Ⅲ」（P80）では「衝動制御障害」という病気のひとつとして位置付けられ、「病的賭博」と呼ばれていました。

その後、同基準の第5版となる「DSM-5」では「嗜癖性障害」のひとつとして分類されています。「嗜癖性障害」には、アルコールや依存性薬物といった物質への依存を指す「物資依存」と、ネットゲームなどの行為に対する依存を指す「行動嗜癖」があり、ギャンブルへの衝動を抑えられない症状が、これらの症状と共通する点が多いことから、「嗜癖性障害」の「行動嗜癖」のひとつとされたのです。

「ギャンブル依存は「DSM-5」では「ギャンブル障害」と呼ばれていますが、一般的には「ギャンブル依存」「ギャンブル依存症」と呼ばれることもあります。いずれも意味としては同義ですが、本書では「ギャンブル依存」としています。

おもなギャンブル依存の症状は左ページにまとめましたが、これらの原因は、心の弱さや性格にはありません。依存は、ふとしたきっかけで、だれでもなりうるものですので、早めに適切な診断や治療を受けることが大切です。

依存の種類と症状

【依存の種類】

嗜癖《しへき》性障害

依存はかつては依存症とも呼ばれていたため、今でもその呼称が使われることもある

依存のことを精神医学では「嗜癖」という。「ある特定の物質・行動をやめたくてもやめられない」こと

物質依存

・アルコール
・治療薬
・ニコチン
・ドラッグ
など

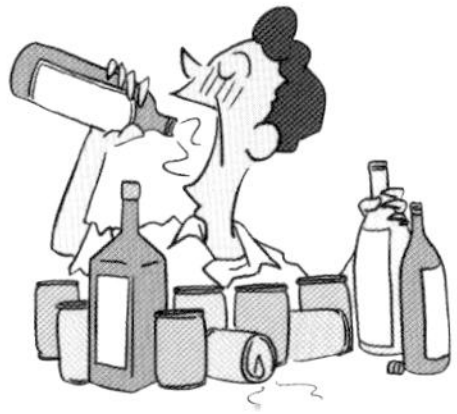

行動嗜癖

・ギャンブル
・ゲーム
・SNS
・買い物
・ポルノ
など

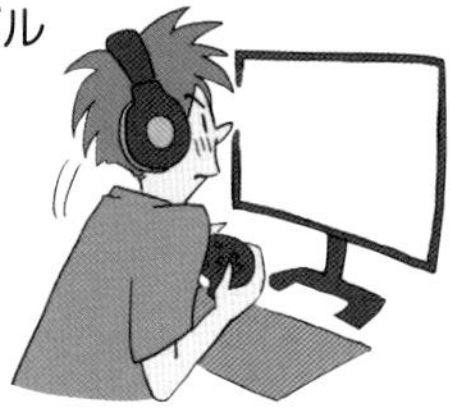

共通する脳内メカニズムが存在

併発することが多い

【ギャンブル依存の症状】

最も顕著な症状は「コントロールできないこと」。
そのほか、ギャンブル依存では以下のような症状がみられる

渇望・とらわれ

いつも頭にギャンブルのことがあり、いかにギャンブルをするかを常に考えている

禁断症状

ギャンブルができない状況では、落ち着かなくなり、イライラしたり気力がなくなる

耐性

同じ賭け金では満足できなくなりエスカレート。ギャンブルへの抵抗も薄れる

再発

一度はやめようと決意しても、ふとしたきっかけではじめてしまい、また元の状態に戻る

コントロール障害

ギャンブルへの衝動を抑えられない。判断力が低下して損をしても続けてしまう

問題があっても継続

借金や仕事上の問題などが生じても、ギャンブルをやめられずエスカレートすることも

ギャンブルが最優先

ギャンブルが生活の中心。仕事でも家庭生活でもギャンブルが何よりも優先される

ギャンブル依存の誤解①

誤解と偏見が回復を妨げる

ギャンブル依存は、うつ病などと同様に、脳のメカニズムが関連した精神疾患です。つまり、本人の性格や努力の有無などにかかわりなく、ふとしたきっかけで、だれでもなりうる病気といえます。

しかし、ギャンブル依存には、多くの誤解がつきまといます。世間一般では、ギャンブル依存を、「心が弱いせいだ」「やめようとする忍耐力がないから」と考える人が少なくなく、本人の性格や気持ちが原因であると断定されたり、批難されたりすることがあります。

こういった誤解や偏見により、依存の人は追い詰められてしまいます。だれにも助けを求められず、社会的な居場所がなくなって孤立し、ますますギャンブルに依存してしまうこともよくあります。

また、まわりから責められると、本人自身も「自分がダメなせいで」と考えるようになり、家族も「私たちの育て方が悪かった」「妻として至らなかった」「愛情が足りなかった」などと、自らを責めるようになります。

すると、医療機関の受診や、適切な治療・支援を受けようとは思えなくなり、「自力でなんとかしなければ」と考えるようになります。その結果、ギャンブル依存の回復が妨げられてしまうことが少なくありません。

いくら本人が気持ちを改めても、脳の機能を正常に戻さなければ、再発を繰り返すのが依存です。そのため、ギャンブル依存から回復するには、本人はもちろん、まわりの人たちがギャンブル依存について正しく理解し、適切な治療や支援につなげることが大切なのです。

ギャンブル依存の誤解

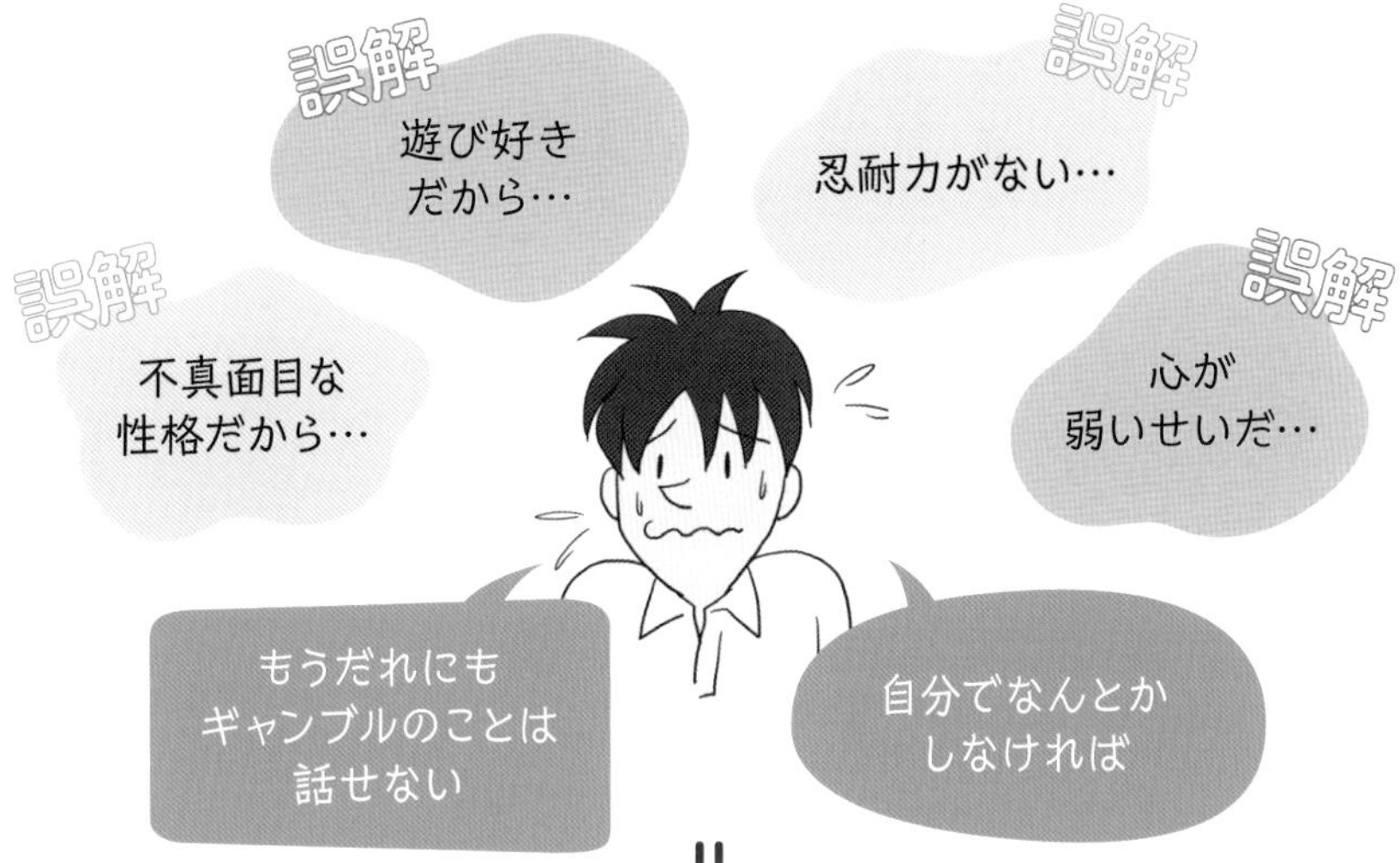
誤解
遊び好き
だから…
誤解
忍耐力がない…
誤解
不真面目な
性格だから…
誤解
心が
弱いせいだ…
もうだれにも
ギャンブルのことは
話せない
自分でなんとか
しなければ

＝

医療機関へのアクセスや回復を妨げる

一般住民のギャンブル依存へのイメージ

「病気になったのは本人の責任であると思うか」というアンケートでは、
ほかの病気に比べて依存は「そう思う」という回答が圧倒的に多かった

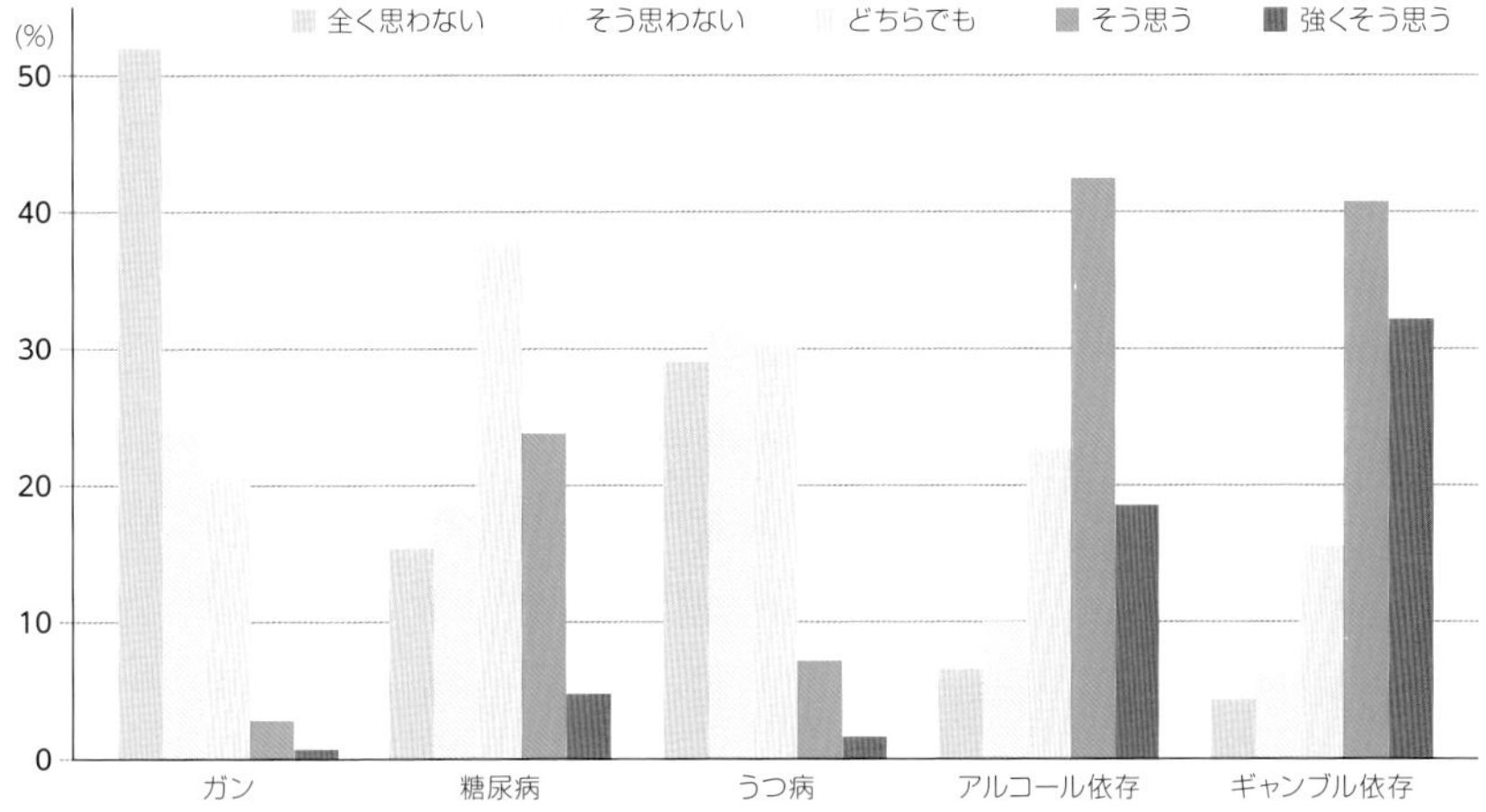
(%)
50
40
30
20
10
0
全く思わない
そう思わない
どちらでも
そう思う
強くそう思う
ガン
糖尿病
うつ病
アルコール依存
ギャンブル依存

無作為に抽出した 18 歳〜74 歳の全国の住民 8,223 名を対象に行った調査

「ギャンブル障害およびギャンブル関連問題の実態調査」報告書 令和 3 年 8 月（久里浜医療センター）より

ギャンブル依存の誤解②

ギャンブル依存は、自力で治すことが非常に難しい病気です。正常な状態であれば、「ギャンブルをしないように自分で気をつける」といった心掛けもできます。しかし、ギャンブル依存の人は、脳の異常により、このような考え方ができなくなっているのです。体の健康問題がおきないこともあり、本人は現状に対する危機感が薄いため、自らギャンブルから離れたり、状況を立て直そうとしたりすることは期待できません。罰を与えられても、結局は一時的な改善にしかならないことが多いのです。

家族とも誤解は生じる

ギャンブル依存についての誤解は、本人と家族の間にも生じます。

まず、本人のギャンブル依存の状態について、客観的に見ている家族は危機感を抱きますが、本人はあまり危機感を抱いていません。

これは、ギャンブル依存の人の脳が、ギャンブルに慣れて麻痺しており、冷静に判断できていないためです。本人としては、心のどこかでは「このままでいいはずがない」と感じながらも、「何とかなるだろう」と思っているのです。

また、家族は本人が自ら立ち直ってくれることを望んだり、「罰を与えれば治る」と考えたりすることもあります。また、「放っておけば治る」と考える人もいます。しかし、これらはすべて困難です。

このように、本人と家族との間で問題意識や考え方のギャップが生まれれば、家族関係の悪化や、ギャンブルへの依存を強めることにもつながります。

また、病気と疑う家族と、病気と認めたくない本人の気持ちのギャップは大きく、これも医療機関へのアクセスを妨げる要因となっています。

本人と家族の間のギャップ

本人と家族の間に危機感のギャップがあるだけでなく、
それぞれの心理の中にもギャップや迷いがある

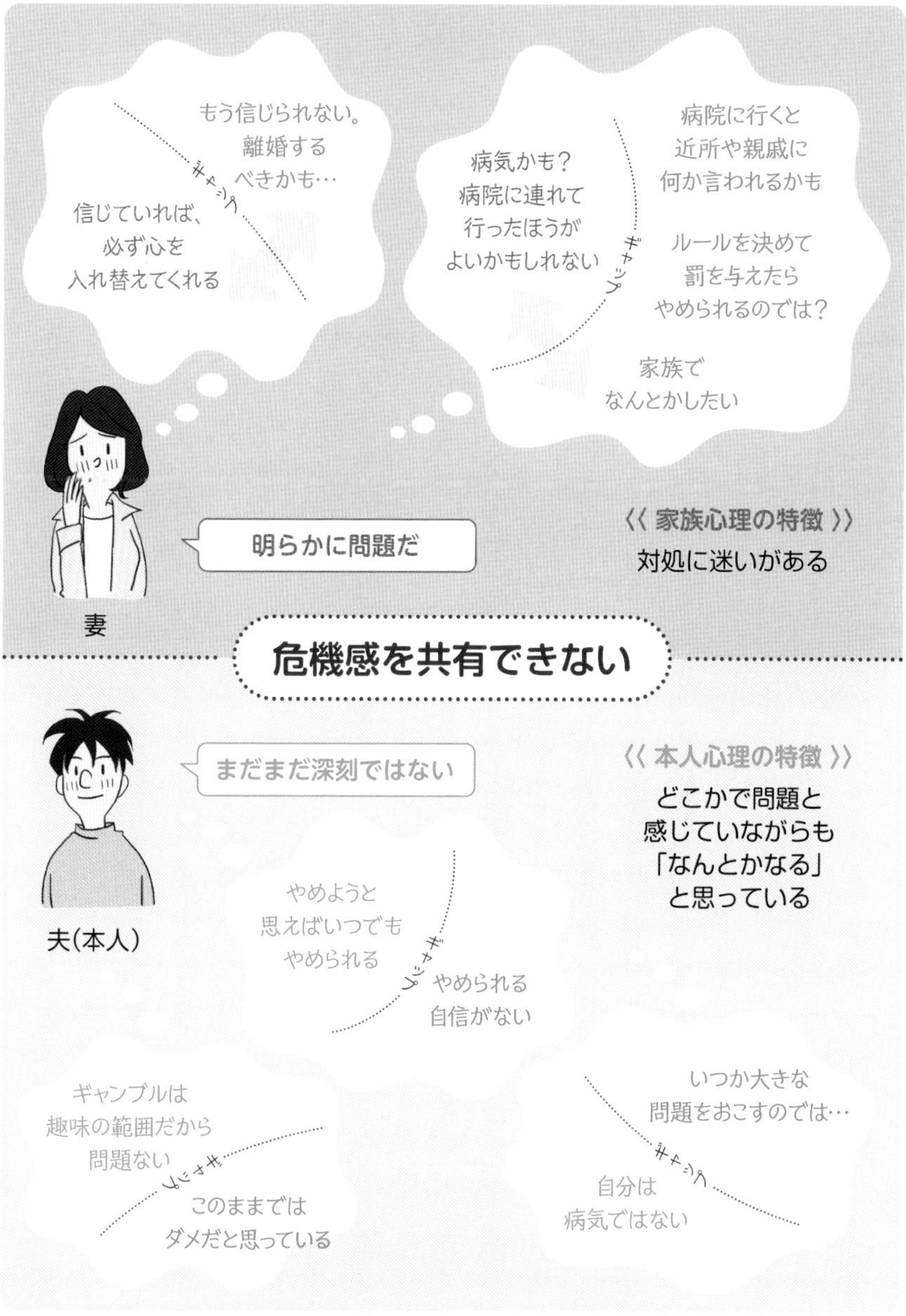
もう信じられない。離婚するべきかも…
ギャップ
信じていれば、必ず心を入れ替えてくれる
病気かも？病院に連れて行ったほうがよいかもしれない
ギャップ
病院に行くと近所や親戚に何か言われるかも
ルールを決めて罰を与えたらやめられるのでは？
家族でなんとかしたい
明らかに問題だ
妻
《 家族心理の特徴 》
対処に迷いがある
危機感を共有できない
まだまだ深刻ではない
夫(本人)
《 本人心理の特徴 》
どこかで問題と感じていながらも「なんとかなる」と思っている
やめようと思えばいつでもやめられる
ギャップ
やめられる自信がない
ギャンブルは趣味の範囲だから問題ない
ギャップ
このままではダメだと思っている
いつか大きな問題をおこすのでは…
ギャップ
自分は病気ではない

ギャンブル依存の問題

家族や会社のお金に手を出す

ギャンブル依存ではさまざまな弊害がありますが、最も大きいのがお金の問題です。

ギャンブル依存の人は、何事においてもギャンブルを第一に考えます。そのため、嘘をついてでも時間をつくってギャンブルに行ったり、借金を繰り返したりと、一般的な常識とはかけ離れた行動をするようになります。

やがて嘘が積み重なり、借金がかさんでくると、家族や身近な人から指摘されるようになります。そこで立ち直る人もいますが、さらに状況を悪化させることも少なくありません。家族の預金を無断で使ったり、会社のお金を横領したりしてまで、ギャンブルを続けようとします。

このように、他人のお金を使おうと思えるほど、ギャンブル依存の人は正しい判断ができなくなっています。お金を使い込むことに罪の意識があったとしても、「ちょっと貸してもらっているだけ」「ギャンブルで勝てば返せるから」とも思っているのです。

依存が犯罪の一因にも

ギャンブル資金欲しさに、ギャンブル依存の人が犯罪に走ってしまうことは、少なくありません。

警察庁のまとめによると、全国で摘発された刑法犯のうち、パチンコを含むギャンブル依存が動機・原因となった件数は増加傾向にあり、2021年では365件とされています。この中で多い犯罪は、窃盗、詐欺や横領などの知能犯と報告されています。

こういったお金の問題は切実で、自分を追い詰め、自暴自棄になったり、自殺を考えるようになったりする大きな要因にもなります（P64）。

ギャンブル依存当事者の問題行為の実態

ギャンブル依存が引き起こす問題行為の実態を
アンケートと警察庁の犯罪統計から見てみよう

ギャンブル依存当事者の問題行為の経験

自助グループに参加する当事者 155 名から得られた回答では、
家族や知人の金品やカードを勝手に使うだけでなく、違法行為の経験もみられた

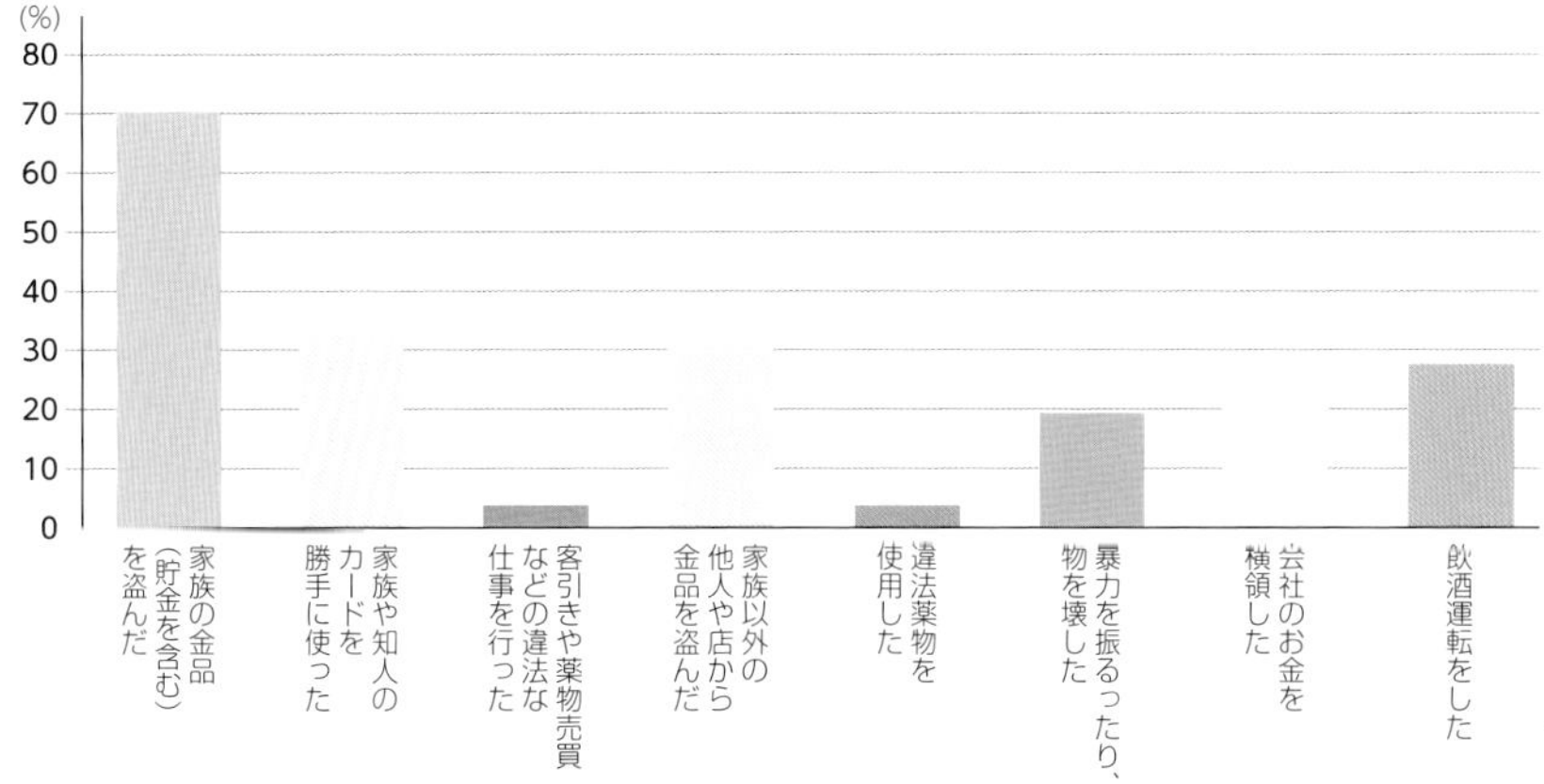

「ギャンブル障害およびギャンブル関連問題の実態調査」報告書 令和３年８月（久里浜医療センター）より

ギャンブル依存が動機の犯罪実態

警察庁のまとめによると、パチンコおよびギャンブル依存が動機となった
犯罪は増加傾向にあり、罪種別では窃盗が多く、少数だが凶悪犯もみられる

パチンコおよびギャンブル依存が動機の刑法犯総数

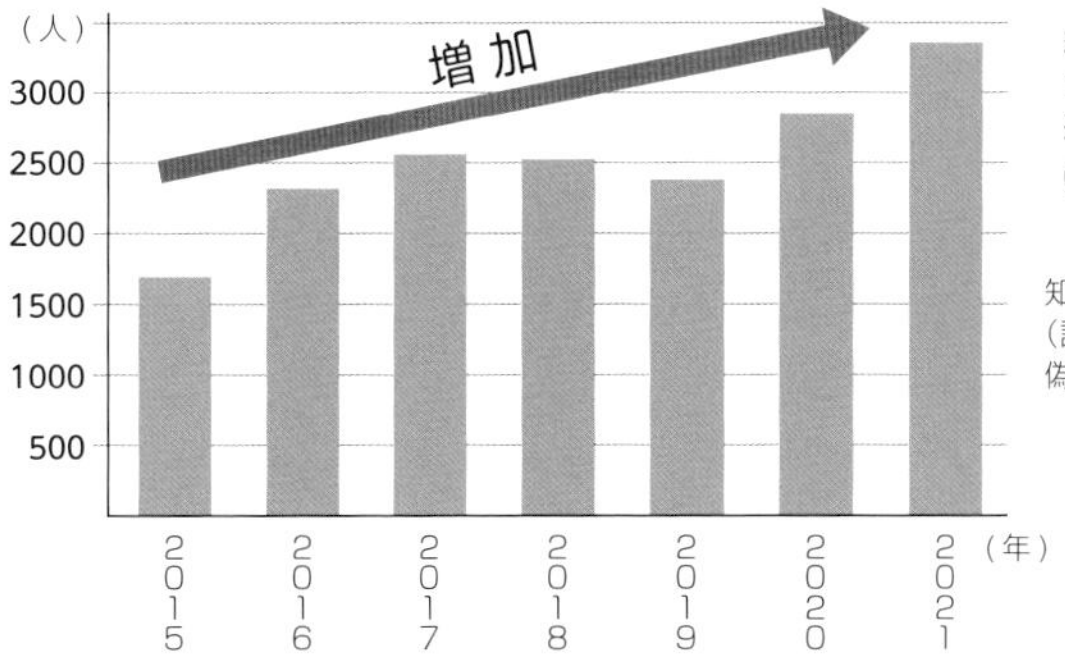

罪種の割合(2021年)

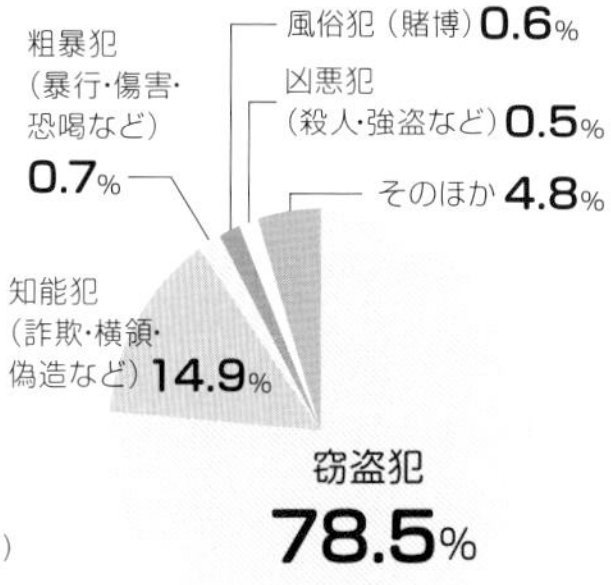

「犯罪統計書」平成 27 年～令和３年の犯罪（警察庁）より

ギャンブル依存の家族への影響

家族が本人以上に追い込まれることも

ギャンブル依存の問題として、本人の問題行為はもちろん、家族を巻き込んでしまうという部分も忘れてはなりません。

ギャンブル依存は、ギャンブルをする人ならばだれでもなりうる病気です。それでも、女性よりは男性のほうがなりやすいと考えられています。

実際、家族やまわりの人(交際相手や友人など)で、ギャンブル問題を抱えている人がいたかどうかのアンケートでは、父親や夫といった男性の家族にギャンブル依存が多くみられます。

家族やまわりの人のギャンブル問題により、どのような影響を受けたのかについてのアンケートでは、「経済的な問題」や「借金の肩代わり」といった、金銭面にかかわる回答が多い結果となりました。また、別居や離婚といった家庭崩壊を招いたことや、ギャンブルをやめられない本人への怒りを抱いたことを答えた人も少なくありませんでした。

このアンケートからもわかるように、ギャンブル依存は、本人だけでなく、家族やまわりの人を巻き込んでしまう病気といえます。

脳がギャンブルにとらわれているギャンブル依存の人は、依存にかかわる問題を、自力で立て直すことはできません。そのため、代わりに家族がケアをしなければならない場合が多いのです。

家族はさらに、本人が引き起こした借金などの問題の対処にも追われることになります。加えて、まわりから「家族であるあなたがしっかりしていないから」と責められるなど、無理解に苦しむこともあり、本人以上に追い詰められ、消耗してしまうこともあります。

ギャンブル依存が引き起こす家庭での問題

無作為に抽出した17,955人を対象に行った全国調査で、家族や重要な他者にギャンブル問題がある(あった)と答えた10.3%の男性、17.7%の女性(全体では14%)に家族関係や具体的な影響について聞いたみた

ギャンブル問題があった人との関係

ギャンブル問題があった当事者との関係を聞いたところ、男女ともに父親、次に女性にとっての配偶者が多かった

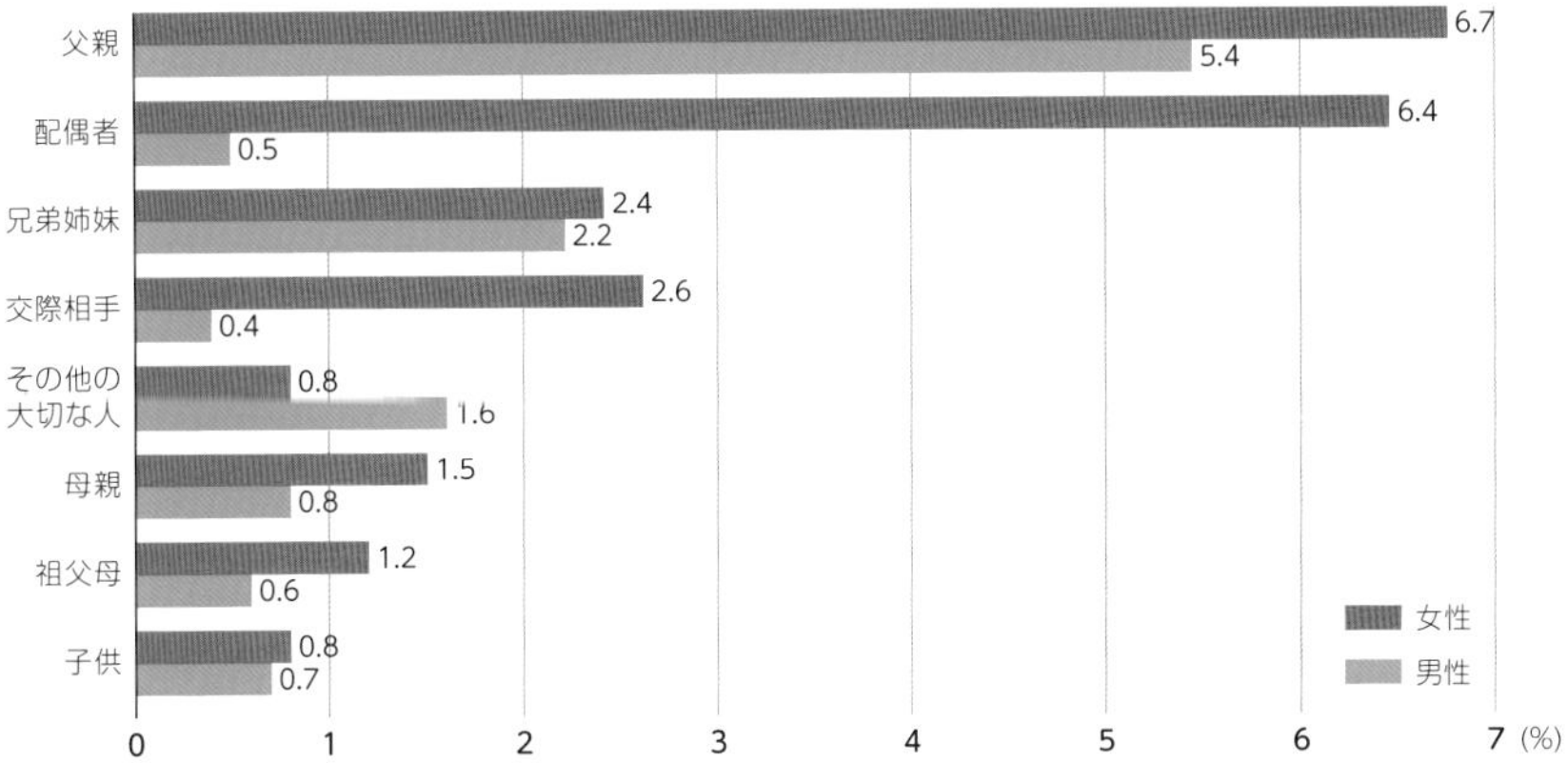

ギャンブル問題から受けた影響

ギャンブル問題があった家族や重要な他者から受けた影響について調べたところ、金銭関係や精神的な問題、離婚など家庭の崩壊が上位を占めた

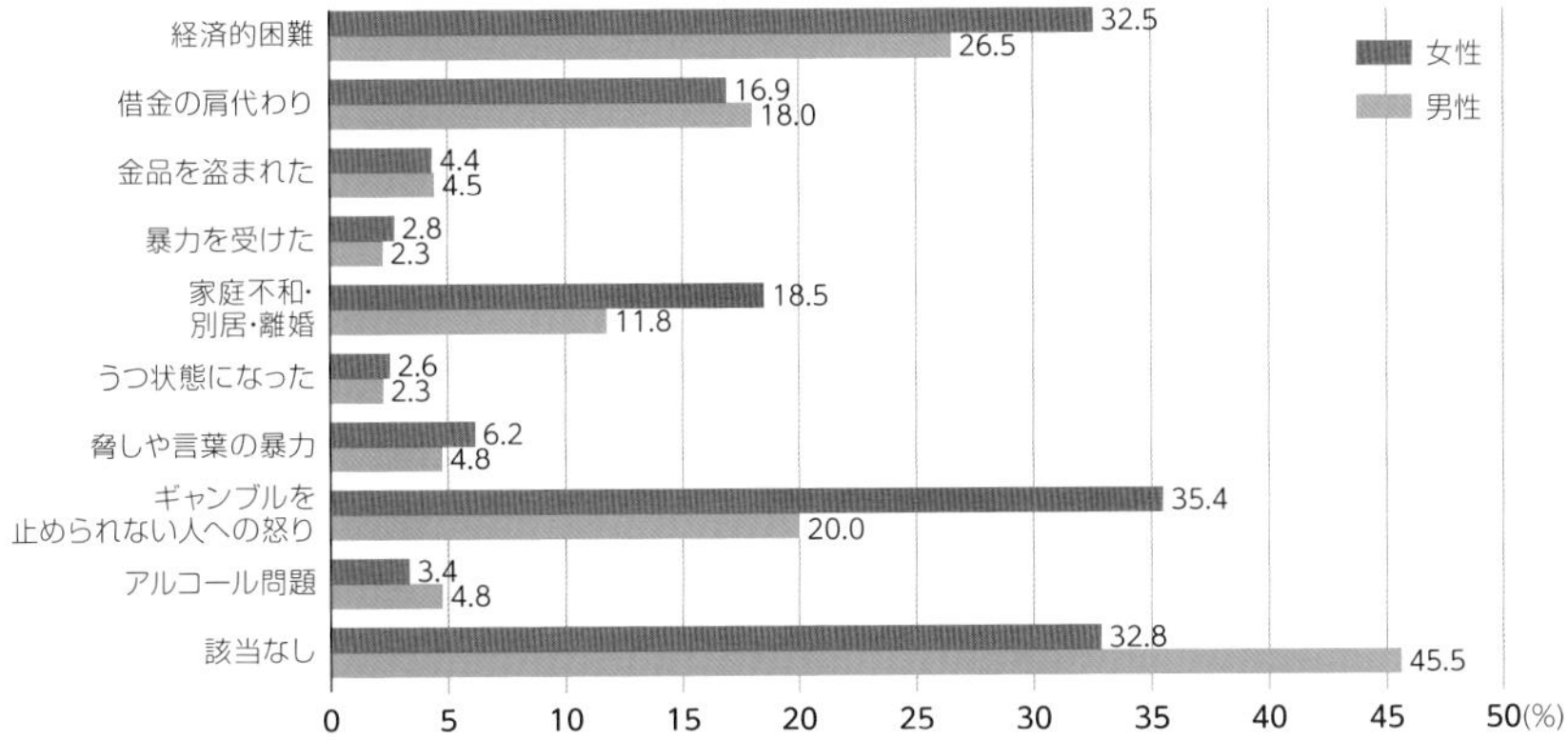

「ギャンブル障害およびギャンブル関連問題の実態調査」報告書 令和3年8月(久里浜医療センター)より

IR（統合型リゾート）でのギャンブル依存対策は？

column

2018年に、カジノを含む統合型リゾート（IR）の設置を認める、特定複合観光施設区域整備法（IR整備法）が定められました。そして2023年4月14日、国は大阪府と大阪市のIRの整備計画について認定しました。IRの整備計画が政府の認定を受けたのは、これがはじめてです。

カジノの開業で懸念されるのが、ギャンブル依存の増加です。政府は、IR整備法やギャンブル等依存症対策基本法（P154）によって、ギャンブル依存患者の増加の防止につとめるとしています。

たとえば、自国民がカジノに気軽に出入りできないように、日本人と在日外国人は、入場料6,000円がかかることになっており、入場も週3回・月10回までと制限される予定です。また、お金の使いすぎを防ぐために、カジノ内で利用できるチップは現金でしか購入できず、カジノ施設内にはATM設置もできないことになっています。

さらには、カジノに関する広告を出すことは、IR区域外では禁止されており、意図的にカジノに誘導するような広告もNGとされています。

こういった日本の対策は、海外のカジノと比べても、かなり厳しいものとなっています。

かつて、韓国のカジノである江原(カンウォン)ランドでは、お金を使い果たした人がホームレスのようになって住みつき、社会問題化したことがありました。こういった事例をふまえても、ギャンブル依存患者の増加を防ぐには、カジノには厳しい対策が必要ともいえます。

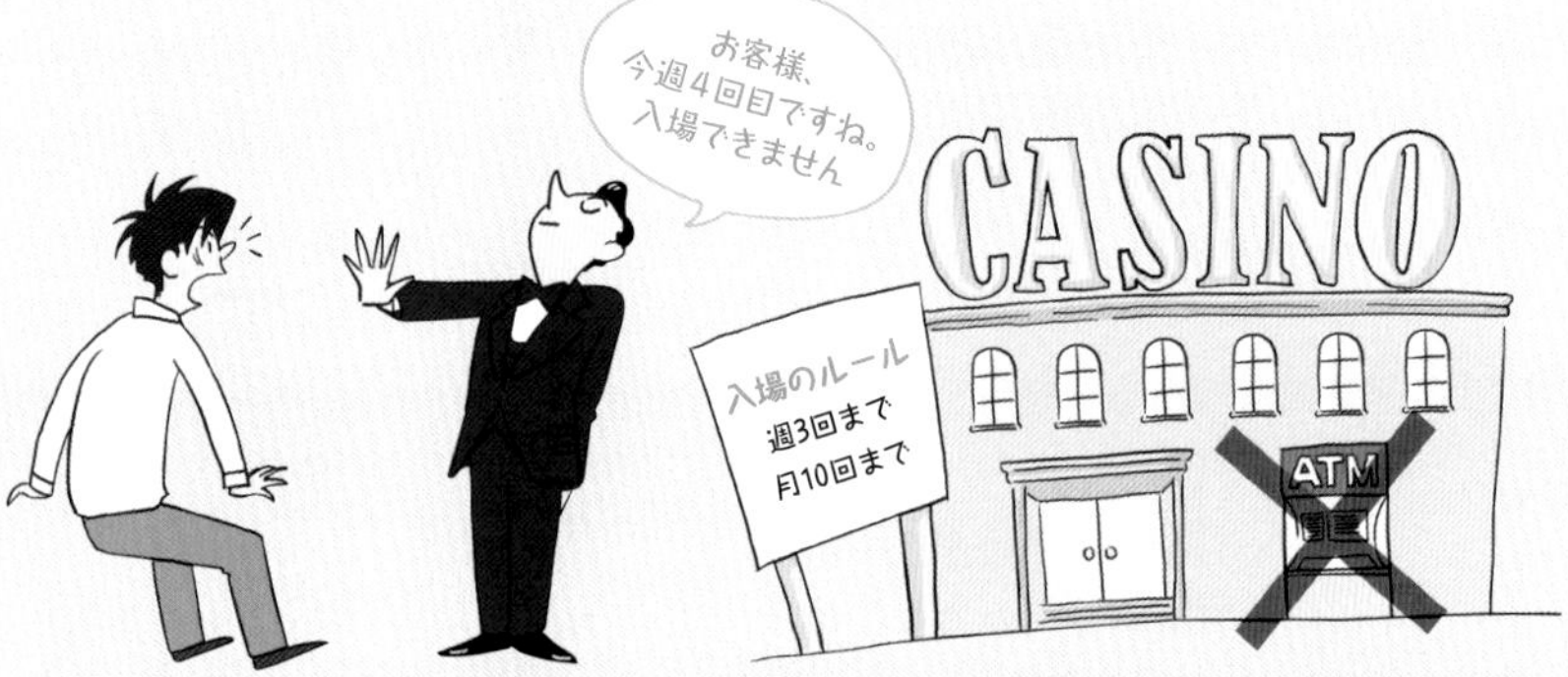
お客様、
今週4回目ですね。
入場できません
CASINO
入場のルール
週3回まで
月10回まで
ATM

第2章

ギャンブル依存は病気

ギャンブル依存は脳に異常をきたす病気です。そのメカニズムや、なりやすいタイプ、遺伝との関係について知っておきましょう。また、よくある合併症についても解説します。

ギャンブル依存はこう進む

次第にギャンブルにのめり込む

　ギャンブル依存の人は、突然ギャンブルに依存するようになったわけではありません。当初は友人に誘われるなどのきっかけで楽しむためにギャンブルをするのですが、そのうちに、勝ったときの興奮や、夢中になって心配事やストレスを忘れられた経験を味わい、ギャンブルが習慣となっていきます。

　やがて、ギャンブルに費やすお金や時間が増え、生活の中で大きな位置を占めるようになります。絶えずギャンブルのことを考えるようになり、「今日はしないでおこう」「ここで終わりにしよう」と思っても、コントロールできなくなってしまいます。

　ギャンブルは勝ち続けることはできないので、続けるうちに、お金がなくなり、借金をするようになります。最初はわずかな金額でも、やがて額がふくらみ、家族に気づかれることもあります。

　家族が借金を肩代わりし、本人も改心しようとしますが、すでに自分で行動をコントロールできなくなっているため、再びギャンブルをしてしまいます。すると、また借金を繰り返し、家庭や職場で多くの問題をおこすようになります。

　「これではダメだ」と思いながらも、そのストレスで、いっそうギャンブルにのめり込み、「ギャンブルでなら借金を返せる」「一発逆転すればいい」と考えるようになります。ギャンブルをする楽しみはすでになく、「ギャンブルをしてもつらいが、しないほうがもっとつらい」という状態になっていきます。

　そして、まわりとの関係がいっそう悪化し、孤立し、自己嫌悪にも悩まされ、犯罪や自殺のリスクも高まってしまうのです。

ギャンブル依存の進行

きっかけ

最初は友人に誘われるなど、気軽にギャンブルをはじめるが「大勝ち」した経験や、負けが込んで「取り戻したい」気持ちから、徐々に頻度が上がっていく

はじめてギャンブルをしたときの状況

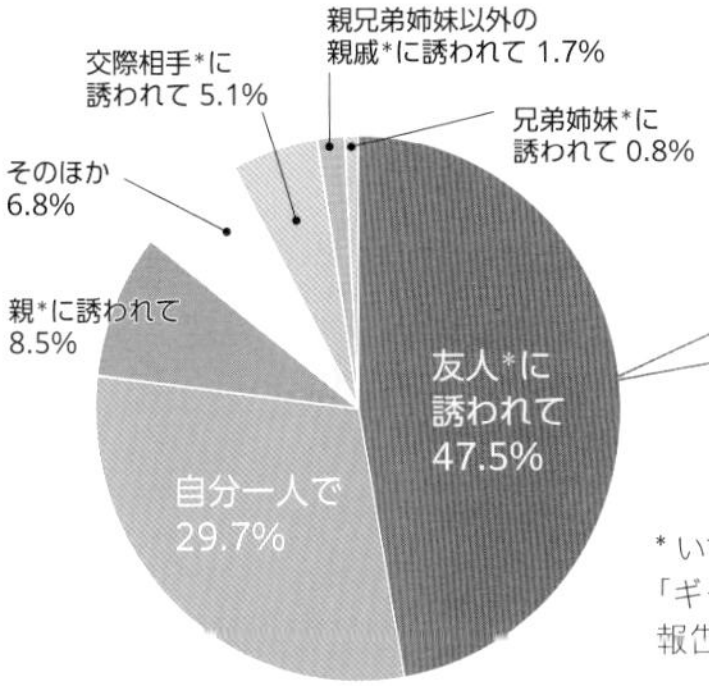
親兄弟姉妹以外の親戚*に誘われて 1.7%
交際相手*に誘われて 5.1%
兄弟姉妹*に誘われて 0.8%
そのほか 6.8%
親*に誘われて 8.5%
友人*に誘われて 47.5%
自分一人で 29.7%

公的相談窓口の来訪者・自助グループ参加者 118 名にはじめてギャンブルをしたときについて調査したところ、友人に誘われたケースが最も多かった

* いずれもギャンブル経験のある
「ギャンブル障害およびギャンブル関連問題の実態調査」報告書 令和3年8月（久里浜医療センター）より作成

習慣化

次第に頭の中でギャンブルが占める割合が増えていき、ギャンブルにかけるお金や時間も増え、ギャンブルが習慣化する

問題の発生

自分の意思でギャンブルをやめることができなくなり、借金をしたり、家庭や社会生活に問題が出始めるが、なんとかなると思っている

問題が発覚

繰り返す借金問題や、家庭不和、勤務態度が会社で問題になるなど、さまざまなトラブルが表面化。それがストレスとなり、さらにギャンブルへと向かわせ、自暴自棄に

社会生活の破綻

家庭でも社会でも孤立し、離婚や失業に追い込まれることも。自分ではどうにもならなくなる

依存は脳の病気

脳内報酬系の異常

ギャンブルにのめり込み、なかなかやめられないというギャンブル依存の症状は、脳の機能異常によっておこると考えられています。

脳には、「脳内報酬系」という神経回路（脳の中のネットワーク）があります。報酬系は、ワクワク感や高揚感といった刺激を感じ取ったときに活性化し、ドーパミンを大量に放出します。ドーパミンは「快楽物質」とも呼ばれる神経伝達物質で、これによって快楽や幸福、やる気を得られるのです。

報酬系は、ギャンブルで勝ったときにも刺激されて活性化し、ドーパミンを大量に出します。「ギャンブルをすると快楽が得られる」と脳が記憶するため、「ギャンブルをしたい」と渇望するようになります。

この渇望に応えるようにギャンブルを続けてしまうと、ギャンブルをすることと、快楽が強く結びついてしまいます。この状態が「依存」です。

ギャンブルを続けることで、ずっと反応し続けていた報酬系は、やがてギャンブルの刺激に慣れ、耐性ができます。すると、ギャンブルをしていても、ドーパミンが放出されにくくなったり、ドーパミンに反応しにくくなったりします。つまり、これまでのような賭け方をしても、期待どおりの楽しさやよろこびを得られなくなるのです。

すると、いくらギャンブルをしても満足できなくなり、際限なくギャンブルを繰り返すようになります。なんとか快楽を得ようと、大きな額を賭けたりするようにもなります。

前頭前野の機能が低下

報酬系が鈍感になる一方、思考を司る前頭前野で

依存にかかわる脳の部位と機能

異常がおきる脳の部位

線条体《せんじょうたい》

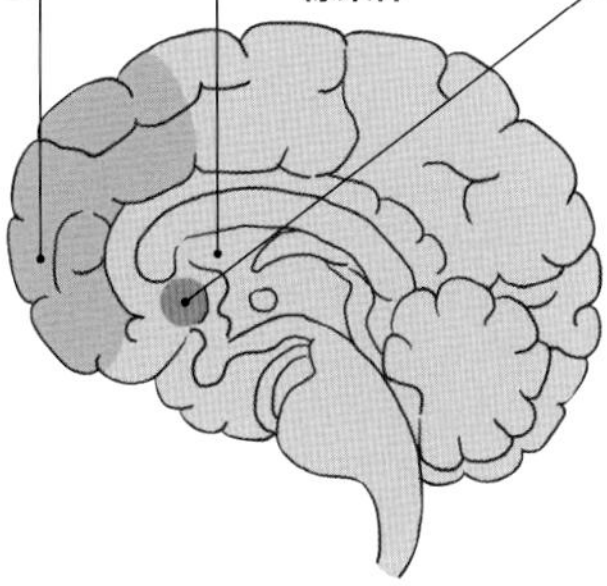

前頭前野

脳の前方にあり、思考、判断、行動をコントロールする部位。機能が低下すると、衝動のコントロール能力が下がり、ギャンブルがますますコントロールできなくなる

脳内報酬系

腹側被蓋野《ふくそくひがいや》や側坐核《そくざかく》などからなる脳内報酬系は、喜びや快楽、意欲をもたらす神経伝達物質「ドーパミン」が放出されるところ。依存の状態では、快楽に耐性ができてしまう

脳の２つの変化

**ギャンブルと快楽が結びつき
脳が過剰に反応**

たとえば、競馬に関する広告や新聞、馬など、ギャンブルを連想させるものを見ただけで前頭前野や線条体《せんじょうたい》が過剰に反応する一方、ほかの娯楽には反応しにくくなる

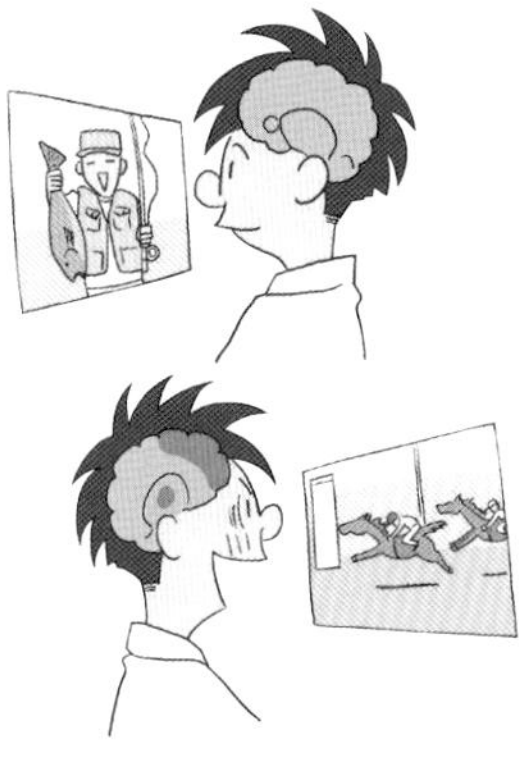

**快楽に耐性ができ
より強い刺激を求める**

耐性ができるとドーパミンが放出されにくく、また反応が鈍くなり、同じ金額の賭け金では満足できなくなるなど、エスカレートしていく

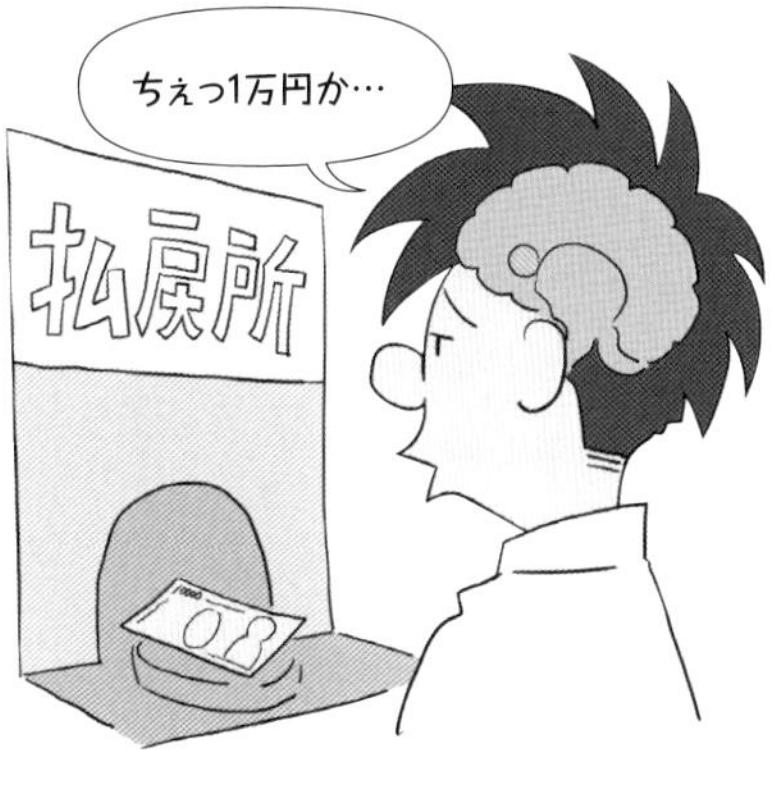

は、ギャンブルに過敏に反応するようになり、この脳の異常も依存の大きな症状の一つです。

また、ギャンブル依存の人の脳では、前頭前野の働きが低下していることもわかっています。

私たち人間の行動は、脳の前頭前野と、大脳辺縁《だいのうへんえん》系《けい》によってコントロールされています。前頭前野は脳の前方にあり、論理的に考え、正しい判断を行う部位です。一方で、大脳の奥にある大脳辺縁系は、本能や感情を司る部位で、ふだんは前頭前野の働きが強くなっています。

前頭前野が正しく機能していると、ギャンブルをしていても、「楽しいけど、お金がなくなるからここでやめよう」などと、理性的に判断することができます。

しかし、ギャンブル依存になると、前頭前野の機能が低下し、本能や感情が優位になってしまいます。すると、衝動的にギャンブルをするようになり、歯止めがかからなくなってしまうのです。

「惜しい負け」でも勝ちと同じ刺激に

脳機能に影響を与えるのは、ギャンブル行為だけではありません。パチスロでリーチがかかったときの画像や音響による派手な演出は、たとえ負けていても勝ったときのように興奮させるため、勝ったかのような感覚を抱かせ、認知の歪みを招く要因となっていることがわかっています。

また、「惜しかった」と感じるような負けを繰り返すと、「そろそろ勝てる」「次はこうすれば勝てる」と考えるようになります。自分が勝敗をコントロールできるかのごとく錯覚し、勝つまでギャンブルを続けたくなってしまうのです。

このように、ギャンブル依存の脳では、さまざまな機能異常がおこり、またギャンブル上の演出によっても認知に歪みが形成されていきます。

これらのために、さらにギャンブル行動を抑制することが難しくなっているとも考えられます。

前頭前野の機能異常

冷静な判断ができなくなる

思考、判断、行動を司る前頭前野の機能が低下すると正しい判断が下せない。正常なら、勝っていても負けていても「今日はここまで」と終わらせられるのが、「必ず勝てる」と思い込みギャンブルをやり続けてしまう

正常時

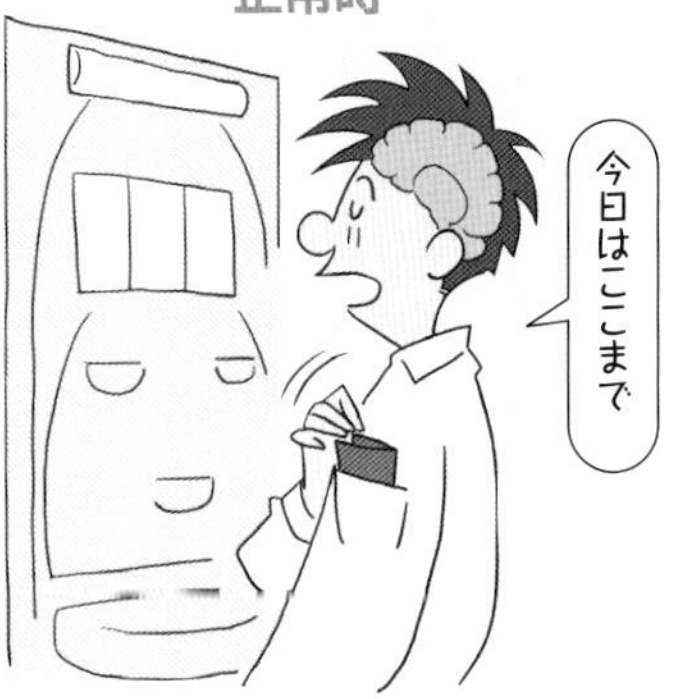

異常時

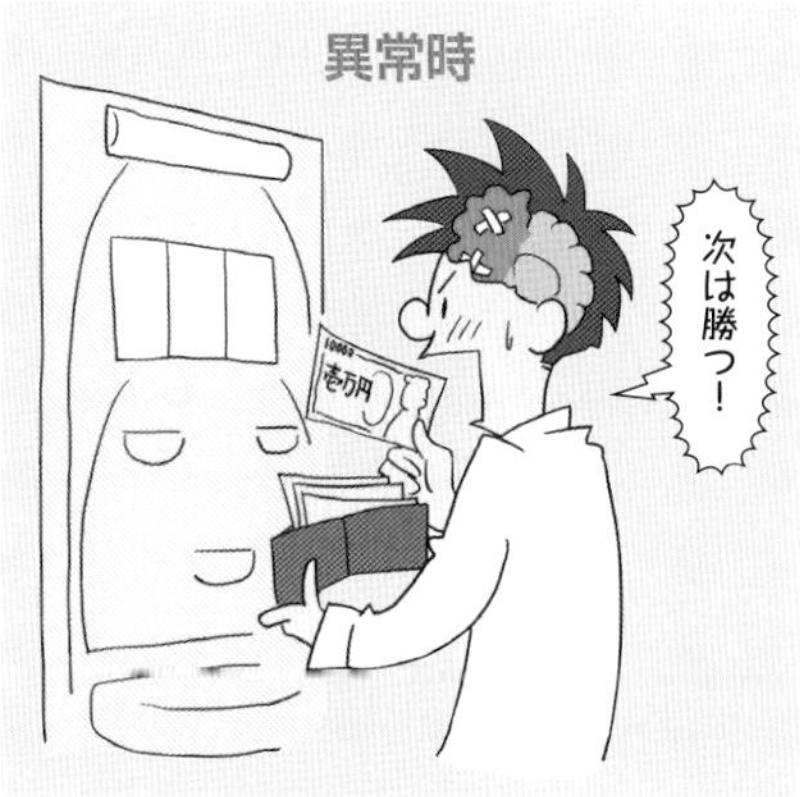

「惜しい負け」と「勝ちの錯覚」に注意

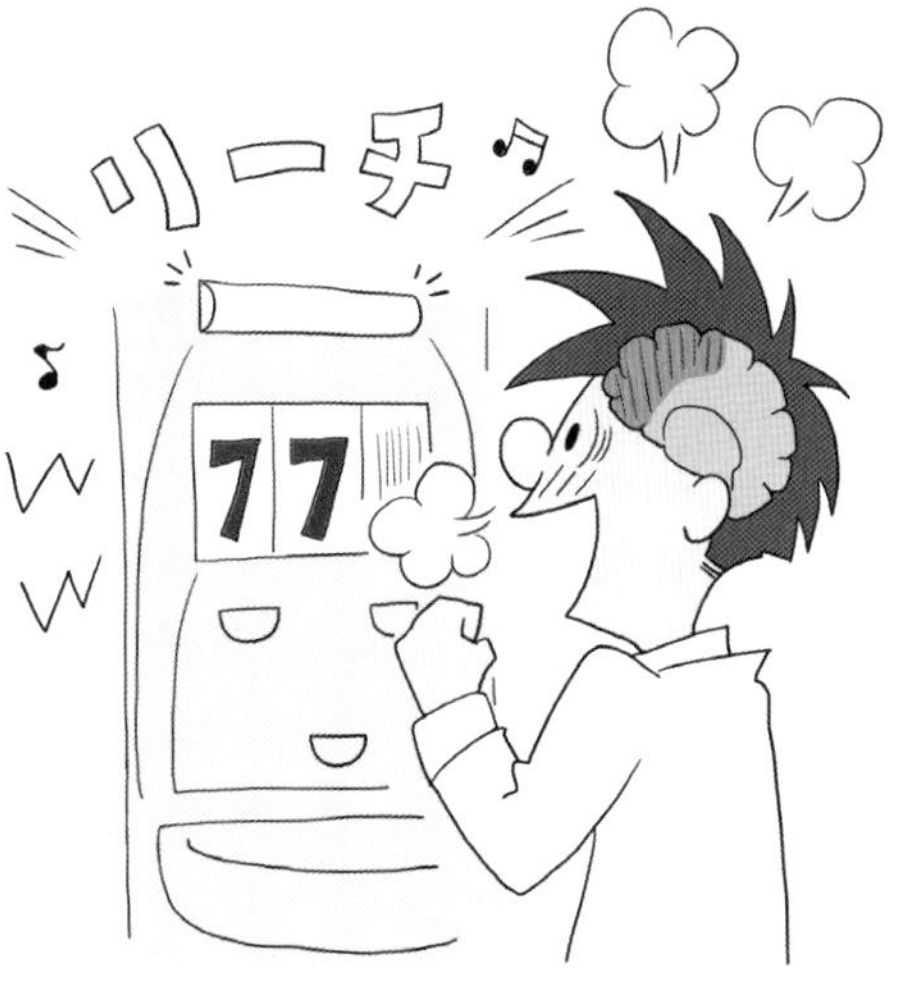

惜しい負け

惜しい負け方をすると、負けていても「もうすぐ勝てるはず」など、勝負をコントロールできると思い込む「制御妄想」にとらわれる

勝ちの錯覚

パチスロのリーチでの派手な演出で興奮すると、勝ったような錯覚に陥って、ギャンブルを続けたくなる

↓

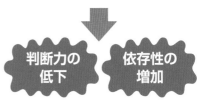

判断力の低下　**依存性の増加**

ギャンブル依存の症状の悪循環

この悪循環に、家族やまわりの人も取り込まれていきます。

ギャンブルへの依存が問題化したときには、本人は「ギャンブルはやめる」と誓い、家族などに借金の肩代わりをしてもらいます。家族としては、本人が立ち直ることを期待します。しかし本人は、そう簡単にはギャンブルをやめられません。それどころか、借金がなくなったことで、かえってお金が借りやすくなり、さらに借金をしてしまいます。

家族はそんな本人に呆れ、絶望します。それでも立ち直ってほしい一心で、またもや借金を肩代わりします。本人も、このときは本気で改心しようと思うのです。しかし、衝動を抑えきれず、またもやギャンブルにのめり込み……といった悪循環を何周も繰り返すたびに、借金の額が増え、依存の重症度も高まっていきます。

悪循環のたびに重症度が高まる

ギャンブルは、すべてにおいて悪いものではありません。人によっては、ストレス解消や気晴らしになり、儲けが得られることもあります。

こういったメリットを求めて、ギャンブルを繰り返すと、やがてデメリットのほうが目立つようになります。ストレス解消でやっているはずなのに、負けが増えて、かえってストレスが溜まってしまったり、お金が減ったりします。お金が尽きると、借金をしてしまうこともあります。

負けること自体もストレスですが、お金がなくなったり、借金をしていたりすることもかなりのストレスで、不安にもなってきます。そんな嫌な気持ちから逃れるために、いっそうギャンブルにのめり込むという、悪循環に陥ります。

悪循環が続くほど症状も悪化する

ギャンブルで勝ち続けることはまずない。
続ければ続けるほどに借金だけでなくストレスも積み重なり、
それが症状を悪化させる。早急にこの悪循環を断ち切ることが重要だ

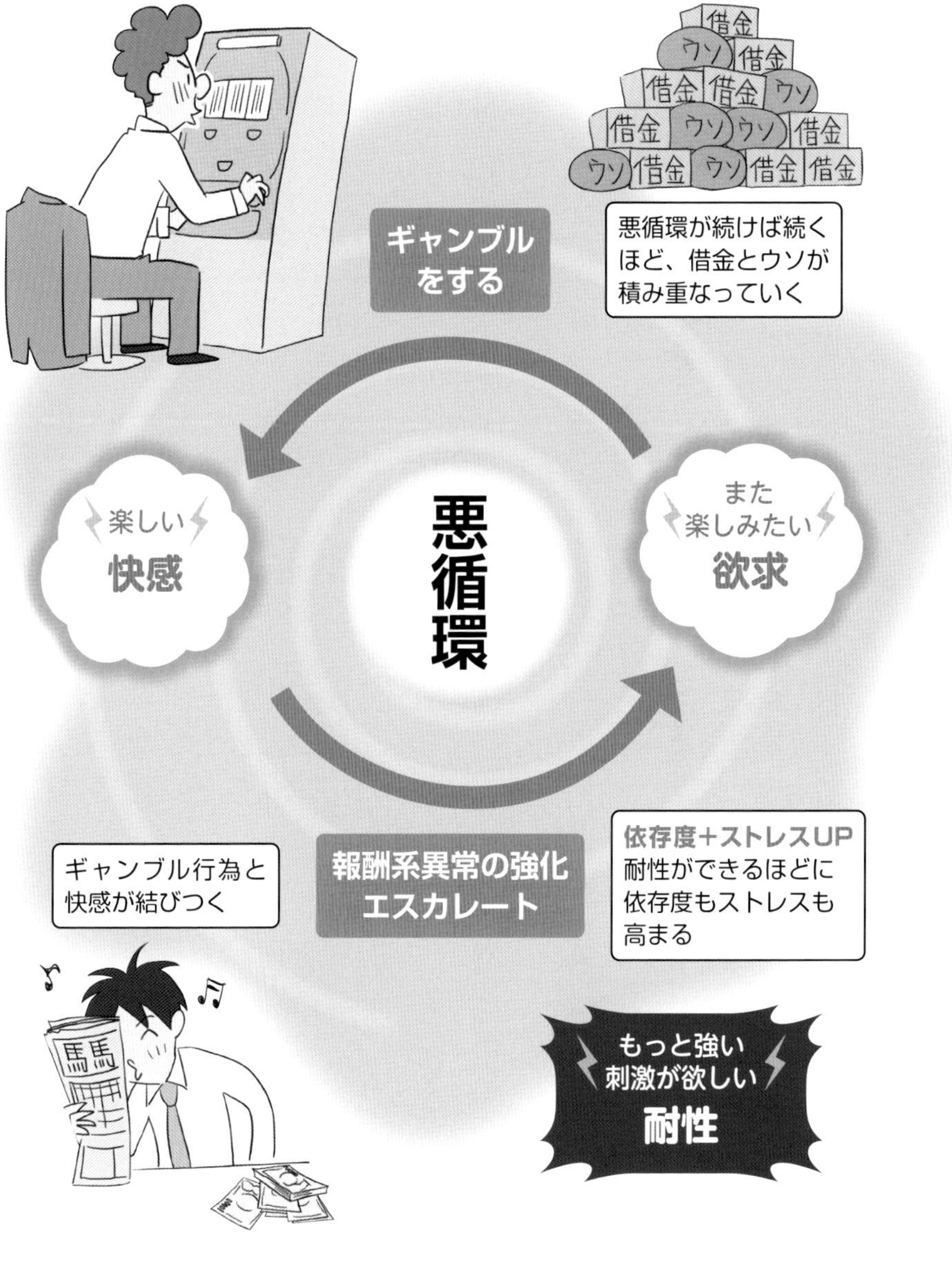
借金
ウソ
ギャンブルをする
悪循環が続けば続くほど、借金とウソが積み重なっていく
楽しい
快感
悪循環
また楽しみたい
欲求
ギャンブル行為と快感が結びつく
報酬系異常の強化エスカレート
依存度＋ストレスUP
耐性ができるほどに依存度もストレスも高まる
馬
もっと強い刺激が欲しい
耐性

なぜギャンブル依存になるのか

発症にはいくつかの要因が絡む

ギャンブル依存は、ギャンブルをし続けることによって、脳機能に異常が生じる病気です。その異常がどのようなきっかけ・要因でおこるのかは、明確にはわかっていません。

しかし、発症のリスクを高めやすいと考えられている要因は、いくつか存在します。

たとえば、遺伝と家庭環境が、そのひとつです。両親のいずれかがギャンブル依存であった場合には、子どもが依存になるリスクが高くなると考えられています（P58）。

また、若い頃からギャンブルを体験していたり、ギャンブルをはじめた当初に大勝ちした経験があったりすることも、リスクを高める要因と考えられています。

これらのリスクに加えて、アクセスしやすい場所にギャンブル場があると、ギャンブル依存になりやすくなるともいわれています。

また、ギャンブル依存は、ほかの精神疾患との併発が多いとされています。アルコールや薬物を乱用している人や、うつ病や不安障害などの精神疾患、ADHD（注意欠如多動性障害）などの発達障害を抱えている人は、ギャンブル依存のリスクが高いとされています。

脳神経系の病気であるパーキンソン病の患者には、ギャンブル依存の人が多いことからも、両者の発症にはかかわりがあると考えられています。

これらの要因は、ひとつだけでギャンブル依存を引き起こすわけではありません。いくつかの要因が複雑に絡み合って、発症に至ることがほとんどといわれています。

ギャンブル依存の要因

遺伝・家庭環境
・両親のいずれかがギャンブル依存

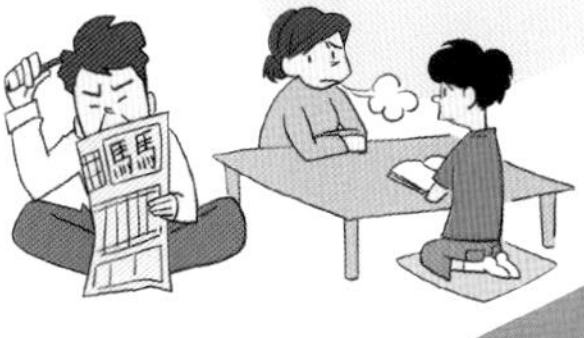

経験
・若い頃からギャンブル体験がある
・大勝ちの経験がある

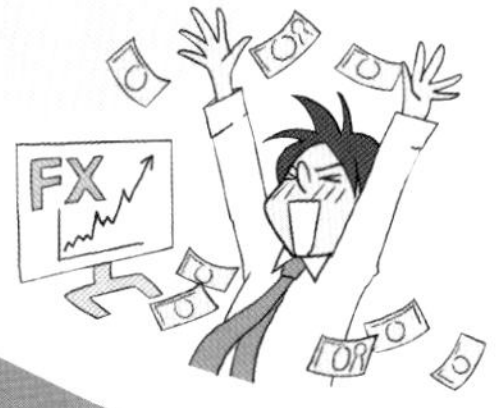

リスク要因
1つではなく複雑に絡み合っている

アクセスのしやすさ
・生活環境の近くにギャンブル場がある
・自由に使えるお金がある

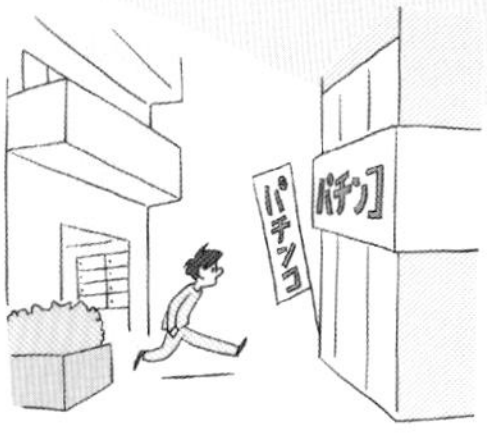

ほかの病気との併発
・アルコールなどほかの依存がある
・うつや不安障害などの精神障害がある
・ADHD などの発達障害がある
・パーキンソン病を発症している

そのほか
性別や年齢などにも傾向がみられる（P54）

ギャンブル依存になりやすいタイプ

依存者には共通の傾向がある

ギャンブル依存は、脳機能の異常による病気ではありますが、発症者に共通する傾向がある程度わかっています。

性別では、依存者の9割ほどが男性であることからもわかるとおり、女性よりも男性のほうが発症しやすいとみられます。また、患者さんの年齢では、40歳代が中心ですが、若いうちに発症するケースが多くみられます。全国調査によると、依存当事者のギャンブル開始平均年齢は20歳代前半でした。

養育環境もギャンブル依存の危険因子となり得るといわれています。子どもの頃にネガティブな経験（逆境体験）があるとギャンブル依存がみられるケースが多く、経験の深刻さはギャンブル問題の深刻さやギャンブル開始年齢の早さと関連するという報告もあります。ネガティブな経験とは、心理的・身体的・性的虐待、家庭内暴力、精神疾患がある人やアルコール依存・薬物乱用のある人・刑務所に入ったことがある人との同居、ネグレクト、両親の離婚、学校でのいじめなどです。

ギャンブル依存の人のおかれた環境にも傾向があります。時間やお金の都合がつきやすかったり、ギャンブルにアクセスしやすい環境にいたりする人は、ギャンブル依存になるリスクが高いと考えられ、子どもの頃にギャンブル場に行くことも、成長後のギャンブル行動に影響を及ぼすといわれています。

ギャンブル依存の人の多くは、過去に一度は、ギャンブルで大勝ちした経験があるとされています。とくにビギナーズラックで大金を手に入れると、その達成感を求めて、ギャンブルにのめり込んでしまうのです。

ギャンブル依存になりやすい人・なりにくい人

なりやすい人

※これらに該当しないという人も少なくない

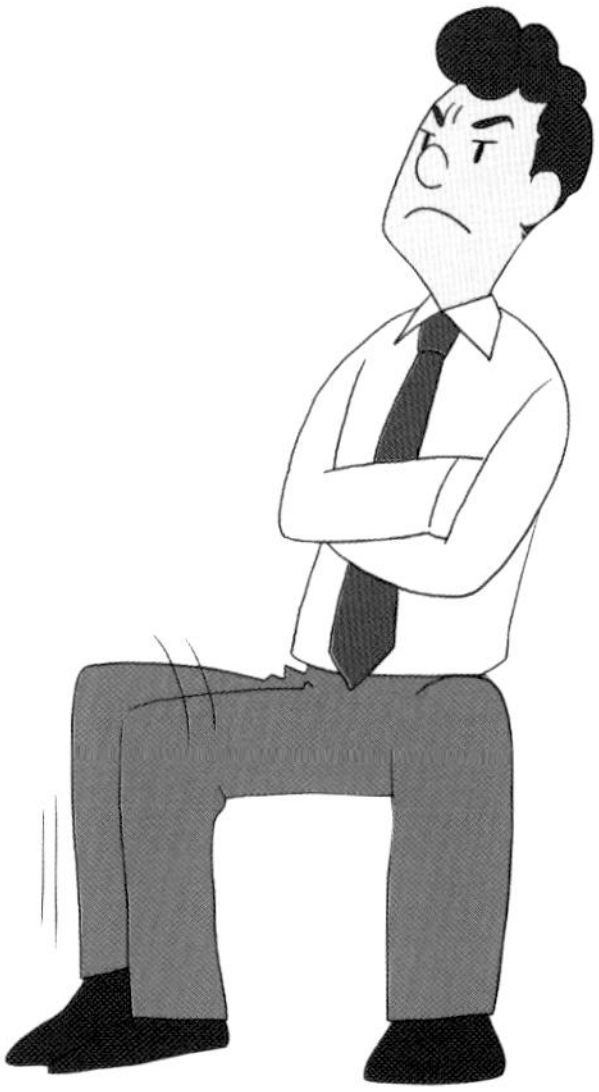

性別：男性

全国調査での性別割合は圧倒的に男性が多かった*

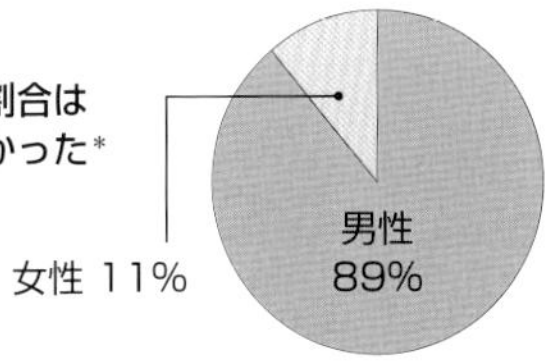
女性 11%
男性
89%

年齢

40歳代を中心に30歳代～50歳代が多い。
ただし、若いうちに発症することがほとんど

行動の傾向

衝動性が高い、刺激を求めがち、
反社会的な行動をとりやすい

嗜好

アルコールや喫煙習慣がある

養育環境

子どもの頃の、家庭内暴力や心的外傷など
ネガティブな経験がある

小児期逆境体験数とギャンブル依存との関連 *

男女とも、体験なし（0）では、ギャンブル依存が疑われるSOGS5点以上の群より4点以下の群が多いが、体験あり（1～4以上）では割合が逆転傾向にあり、関連が認められる

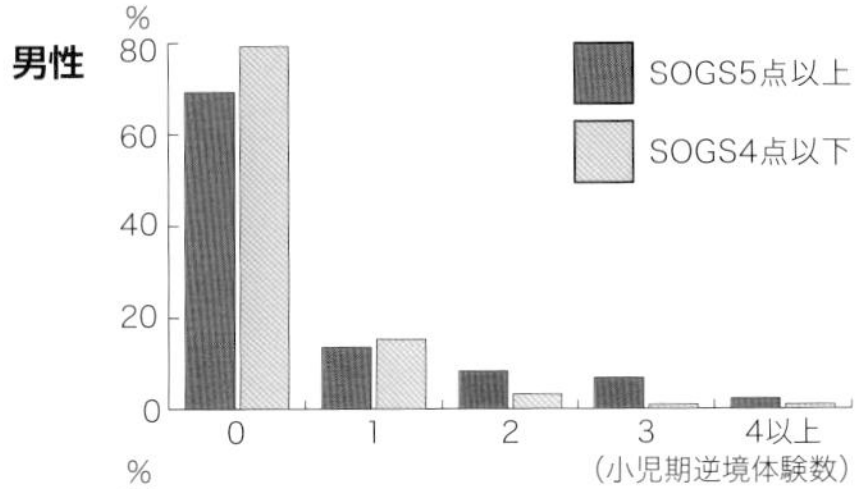
男性
%
80
60
40
20
0
SOGS5点以上
SOGS4点以下
0
1
2
3
4以上
（小児期逆境体験数）

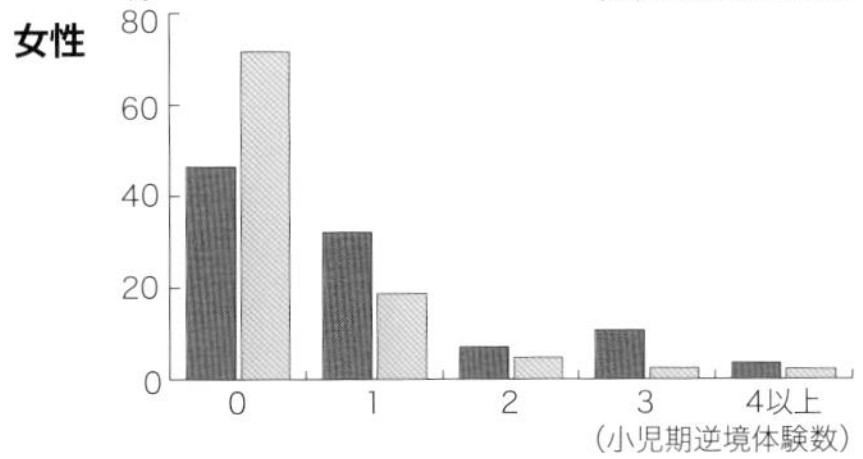
女性
%
80
60
40
20
0
0
1
2
3
4以上
（小児期逆境体験数）

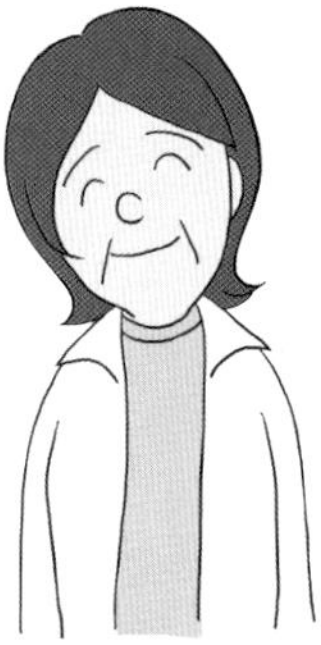

なりにくい人

性別	女性
年齢	中高年

*「ギャンブル障害およびギャンブル関連問題の実態調査」報告書 令和３年８月（久里浜医療センター）より

ギャンブル依存患者の実態

2020年に大規模調査が行われた

2018年にギャンブル等依存対策基本法が施行され、基本施策のひとつとして、3年ごとにギャンブル等依存問題の実態を明らかにするための調査を行うことが定められています。そこで、2020年に大規模な全国調査が実施されました。

調査結果は2021年に報告されていますが、これは全国300地点の住民から無作為に抽出された18歳以上75歳未満の日本国籍を有する8469人から回答を得たものです。この調査から、第1章で述べたように、過去1年間でギャンブル依存が疑われる割合は2.2%と、2017年の全国調査（0.8%）から増加していることがわかりました。

この2020年の調査では、ギャンブル問題で相談機関や自助グループを利用する当事者へのアンケートも実施され、377人から回答を得ました。この調査から、たとえば以下のようなギャンブル依存患者の背景を知ることができます。

ギャンブルを開始した平均年齢は20歳前半で、ギャンブルが月1回以上の習慣となった平均年齢は、23歳～30歳ほどです。若いうちにギャンブルを開始し、習慣化してしまっていることがわかります。

年齢分布では、公的相談機関には40歳代の人が多く来訪しています。自助グループには、30歳代から50歳代前半の人が多くいました。

なお、1ヵ月でギャンブルで賭ける金額（中央値）は、公的相談機関の来訪者で7.5万円、自助グループ参加者では10万円でした。

この大規模調査では、さらに、当事者家族、公的相談窓口や自助グループの職員らにもアンケート調査を行っており、今後のギャンブル依存治療や予防対策などに活用されることが期待されます。

ギャンブル依存患者の背景

２０２０年に実施された全国調査での
公的相談機関の来訪者、自助グループ参加者それぞれの回答から
ギャンブル依存患者の背景を見てみよう

項目 *	公的相談機関来訪者		自助グループ参加者	
性別	男性	女性	男性	女性
	102 名	11 名	143 名	19 名
平均年齢	45.5 歳	46.4 歳	44.5 歳	47.0 歳
ギャンブル開始年齢（平均）	20.6 歳	25.8 歳	20.2 歳	20.7 歳
月 1 回以上の習慣ギャンブル開始年齢（平均）	23.6 歳	30.2 歳	23.7 歳	23.9 歳
就業者	80 名（70.2%）		133 名（81.1%）	
失業・休職中	23 名（20.2%）		16 名（9.8%）	
既婚	45 名（39.8%）		75 名（45.5%）	
年収 **	300 万円以上～ 400 万円未満		400 万円以上～ 600 万円未満	

* 項目ごとに欠損値があるため全体数が異なる
** 度数分布で、人数割合の最も高い年収階級

当事者年齢分布

公的相談機関来訪者 (n=113)

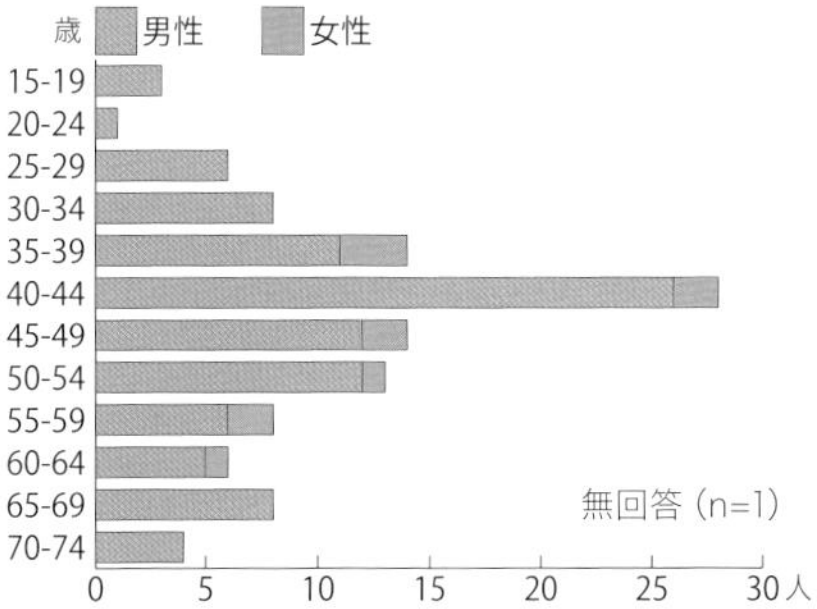

自助グループ参加者 (n=159)

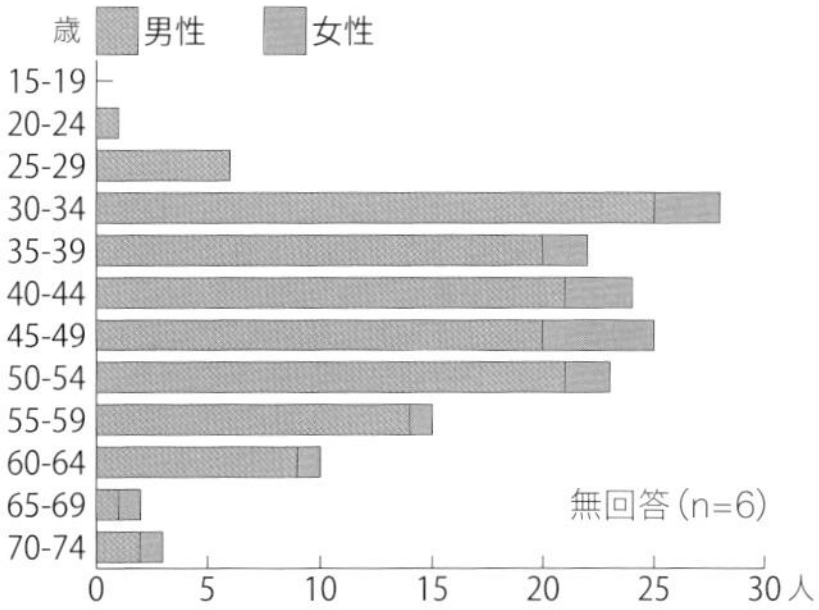

「ギャンブル障害およびギャンブル関連問題の実態調査」報告書 令和３年８月（久里浜医療センター）より

ギャンブル依存と遺伝

親が依存だと高リスク

ギャンブル依存の発症は、遺伝との関係も考えられ、双生児を対象にした研究では、遺伝率は49[*1]％だったといいます。

ギャンブル依存の発症率は、ギャンブル依存の人の、第一度近親者（両親・きょうだい・子）の20[*2]％とされ、両親のどちらかがギャンブル依存だと、その子どもがギャンブル依存になる確率は、ギャンブル依存でない両親の子どもの3.3倍になる[*2]そうです。また、ギャンブル依存とアルコール依存においては、遺伝因子の12〜20％が共通していた[*3]といいます。

さらに、ほかの依存や精神障害はギャンブル依存と合併することが多くみられますが、ギャンブル依存患者の第一度近親者の17〜33％に気分障害が、18〜24％にアルコール依存がみられたという報告もあります。[*2]

発症するしないは危険因子も大きく関係

ギャンブル依存の親を持つ人でも、発症する人もいれば、しない人もいます。これは遺伝因子のほかに、環境因子をどれだけもっているかが関係しているといえます。

ギャンブル依存のリスクを上げる環境因子については、ギャンブル場へのアクセスのしやすさのほか、子どもの頃の逆境体験（P54）がよく挙げられます。この体験は、反社会性人格（非行や犯罪）の形成につながっています。

これらの環境因子は、遺伝的にギャンブル依存のリスクがある人には、より不利に働くと考えられています。

ギャンブル依存の遺伝の確率

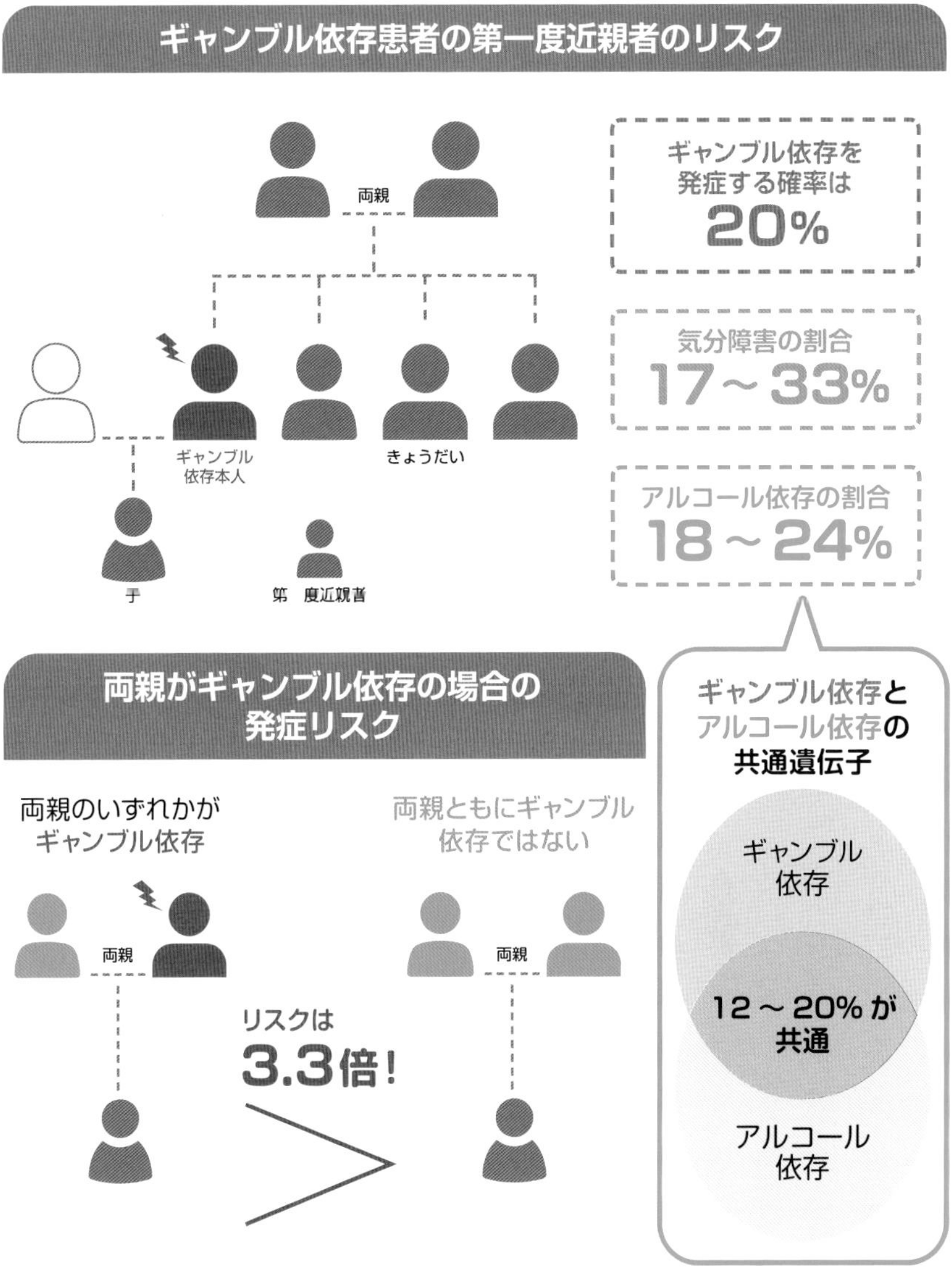

*1 Slutske WS, Zhu G, Meier MH, et al. Genetic and environmental influences on disordered gambling in men and women. Arch Gen Psychiatry 67(6):pp.624-630,2010.
*2 Grant JE, Odlaug BL, Potenza MN:Pathologic gambling: clinical characteristics and treatment. Ries RK, Fiellin DA, Miller SC, Saitz R(editors):Principles of addiction medicine, fourth edition, Lippincott Williams & Wilkins, Philadelphia :pp.509-517,2009.
*3 Slutske WS, Eisen S,True WR,et al.Common genetic vulnerablility for pathological gambling and alcohol dependence in men.Arch Gen Psychiatry 57:pp.666-673,2000.

ギャンブル依存の合併症

心の病気を併発しやすい

　ギャンブル依存の人には、ほかの心の病気（精神疾患）の併発が多くみられます。ある調査によると、ギャンブル依存の患者の約5割に、ほかの依存の併発が、約1～3割には、うつ病や不安障害などの併発がみられたとされています。

　このような併発では、ほかの精神疾患が原因となって、ギャンブル依存を引き起こしている場合があります。うつ病や不安障害になったことで、生活の不安やストレスをギャンブルで解消しようとして、ギャンブル依存になったというケースや、ＡＤＨＤなどの発達障害が影響して、ギャンブル依存になったケースもあります（Ｐ66）。

　反対に、ギャンブル依存がほかの精神疾患を引き起こす場合もあります。ギャンブルへの依存で生活が乱れたり、人間関係が保てなくなったりすると、ストレスを感じ、うつ病を発症することも少なくありません。

　また、ギャンブル依存がなくなっても、アルコールやニコチンなど別の依存に走ってしまうこともあります。

　このように、ギャンブル依存と、併発している精神疾患とは、非常に関係性が深く、お互いに影響し合っています。そのため、治療にあたる医師は、患者の心理面を十分に理解したうえで、診察・治療を行い、併発している疾患すべてに介入を行います。

とくに、ギャンブル依存が何らかの精神疾患によって引き起こされたと考えられる場合には、もともとの精神疾患の治療や、その原因となった心理面への対応を行わなければ、ギャンブル行動を改善させることができないのです。

ギャンブル依存と併発しやすい心の病気

ギャンブル依存の合併症の特徴は、
体の病気ではなく心の病気が多くみられること。
どちらが先ということはなく、それぞれが原因にも結果にもなりうる

うつや不安障害など

うつ病や双極性障害を合併する人も多いほか、不安障害やパニック症も少なからずみられる。自殺のリスクが高くなるので要注意

ADHD（注意欠如多動性障害）

衝動性の強いADHDの特性がかかわっている例が多くみられる

ギャンブル依存

ほかの依存

ニコチン依存やアルコール依存など、ギャンブル以外の依存。依存の併発まではいかなくても、お酒やタバコがやめられない人も多い

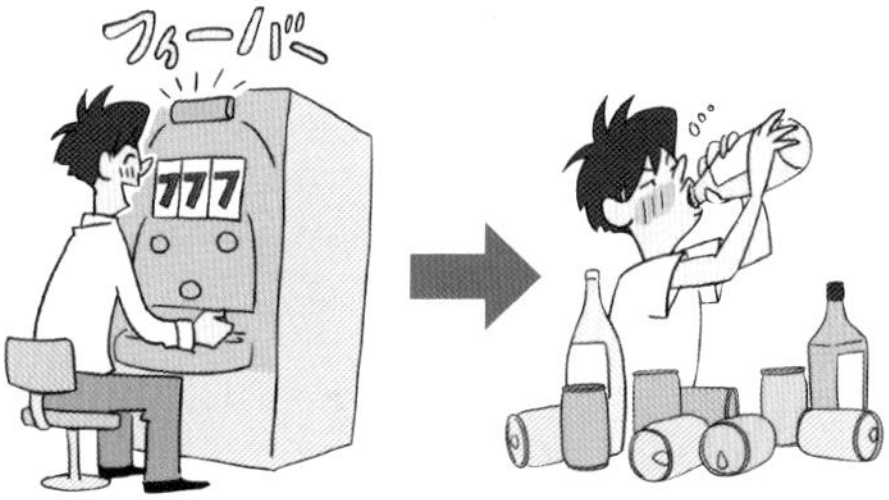

ギャンブル依存から
ほかの依存へ移行するケースも

原因 → 結果		
ギャンブル依存	原因 → 結果：ギャンブルで問題が発生し、ストレスや不安から心の病を発症	そのほかの心の病気
	結果 ← 原因：不安やストレスから逃れるために、ギャンブルにのめり込む	

ゲーム依存との共通点

脳の機能異常に共通点が

近年、スマートフォンの普及とともに、若い人を中心にして、ゲーム依存が問題になっています。

ゲームをすることから離れられず、日常生活が困難になったり、ゲーム内の抽選である「ガチャ」などのゲーム内課金に大金をつぎこんでしまうといった症状がある場合、「ゲーム依存」という病気が考えられます。

ゲーム依存は、2019年に世界保健機関（WHO）が公表した、国際疾病分類である「ICD-11」（P80）に「ゲーム行動症」として掲載され、病気として認められました。

米国精神医学会発行の、精神疾患の診断・統計マニュアルである「DSM-5」（P80）に掲載された「インターネットゲーム障害」の診断基準は、ゲームに長時間とらわれていることや、ゲーム以外への興味を失うこと、ゲーム使用に関する嘘をつくこと、ゲームの制御ができないこと、問題があるにもかかわらずゲームを続けることなど、ギャンブル依存に非常に似たものとなっています。

また、ゲーム依存の人の脳では、ギャンブル依存と同じような、脳の機能異常がおこっているということも明らかになりました。

ギャンブル依存もゲーム依存も、依存対象であるギャンブルやゲームに関する刺激を受けたときには、脳内報酬系が活性化します。一方で、依存対象以外のものへの反応が低下することも、ギャンブル依存とゲーム依存では共通しています。

また、ギャンブル依存の人と同様に、ゲーム依存の人の前頭前野でも、衝動などを抑える機能に異常がみられることがわかっています。

ゲーム依存とギャンブル依存との共通点

ゲーム依存とギャンブル依存は、
ふとしたきっかけから依存に至る進行や、症状、
脳の異常という病気のメカニズム、治療法など共通点が多い

ゲーム依存の進行

きっかけ → **依存の始まり** → **依存**

軽い気持ちではじめる
- 気晴らしに
- ちょっとした楽しみ
- 友人などに教えられて

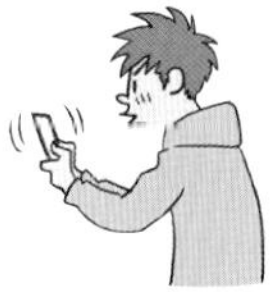

ゲーム中心の生活になる
- 睡眠や仕事、学業の時間を犠牲にする
- 食事中や会話中にもゲームをする
- 体調が悪くなる
- ゲームのことを注意されてイライラする

問題がおこる
- 昼夜逆転の生活になる
- 朝起きられない
- 学校を欠席／仕事を欠勤
- 物を壊す
- 家族に暴力を振るう

ギャンブル依存との共通点

症状

- 頻度や内容、時間など、ゲームに関する行動がコントロールできない
- 日常生活やほかの関心ごとよりゲームが優先される
- ゲームが原因で問題が生じていても、ゲームをやめられない
- 学業や仕事などの社会生活に著しく支障をきたす

メカニズム

- 脳内報酬系に耐性ができ、ゲームへの依存が高まる
- 理性を司る前頭前野の働きが低下し、「ゲームをしたい」「遊びたい」欲求をコントロールできない

治療

- カウンセリング→ゲーム依存について知り、ゲームを減らす・やめる必要性に気づく
- デイケア（運動や食事を集団で共にしながらディスカッション）
- 認知行動療法
- 重症の場合は入院治療

ギャンブル依存と精神疾患

ギャンブル依存者の7割がうつ病に

ギャンブル依存の人には、ほかの精神疾患の併発が多くみられます。併発する疾患でとくに多いものに、すでにお話ししたアルコールやニコチンといったギャンブル以外の依存と、うつ病などの気分障害があります。

ギャンブル依存の人は、借金などで経済的に追い詰められることが多く、うつや不安の症状が現れやすくなります。そのため、ギャンブル依存の人の約7割が、1回はうつ病になり、半数ほどが反復性のうつ病になったことがあるといいます。

一方で、うつ病などの精神疾患に続いてギャンブル依存が発生した例もあり、ギャンブル依存とうつなどの精神疾患は、原因と結果の双方の可能性があるといえます（P60）。

依存の重症度が自殺リスクの高さに関連

依存は、自殺のリスクが非常に高い病気であることがわかっていますが、とくにギャンブル依存はそのリスクが顕著といわれています。

久里浜医療センターの調査では、ギャンブル依存外来の患者さんの44％が、外来受診前の1年間に「死にたい」と思ったこと（希死念慮）があり、12％が同じ時期に自殺を試みたと答えています。自殺には至らなかったものの、自殺を考えて失踪するケースもあります。

ギャンブル依存で自殺のリスクが高い理由として、借金問題があります。借金が発覚して「家族に迷惑はかけられない」と思い詰めたり、実際に生活状況が厳しくなって「もう死ぬしかない」と、希死念慮を抱くようになるのです。

ギャンブル依存の抑うつ・自殺リスク

ギャンブル依存と抑うつ・不安の相関

ギャンブル依存のスクリーニングテスト「SOGS」で基準点の５点以上だった群と、５点未満の群の、抑うつ･不安に関するスクリーニングテスト「K６」の点数の相関を調べた

! ギャンブル依存の疑いがある群とない群の比率が、うつ・不安に問題がある場合とない場合で逆転している

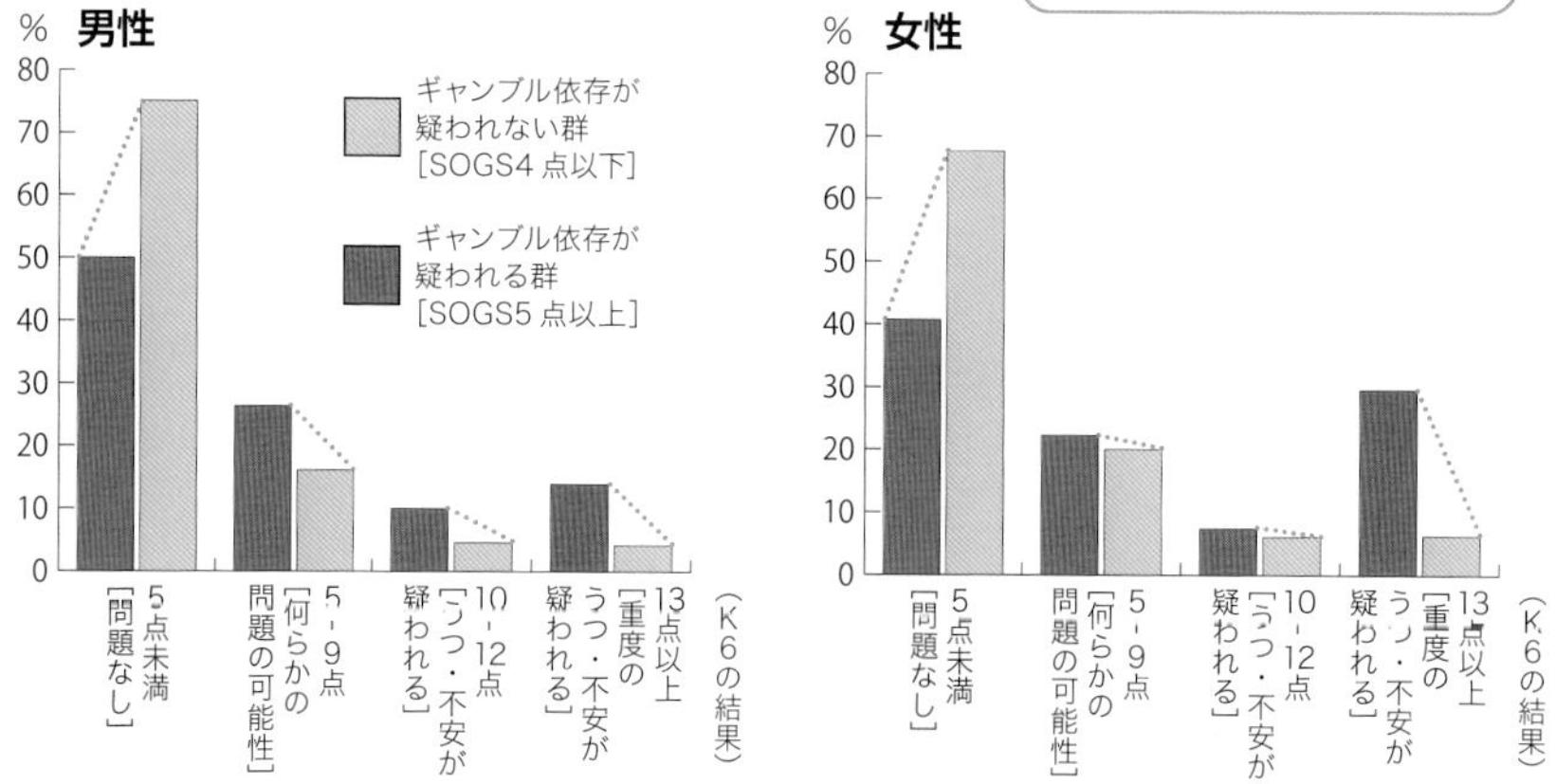

ギャンブル依存と自殺の関係

ギャンブル依存のスクリーニングテスト「SOGS」で基準点の５点以上だった群と、５点未満の群で、希死念慮および自殺企図の有無を調べた

! ギャンブル依存の疑いがある群のほうが、ない群に比べて、男女とも自殺リスクが高いことがわかる

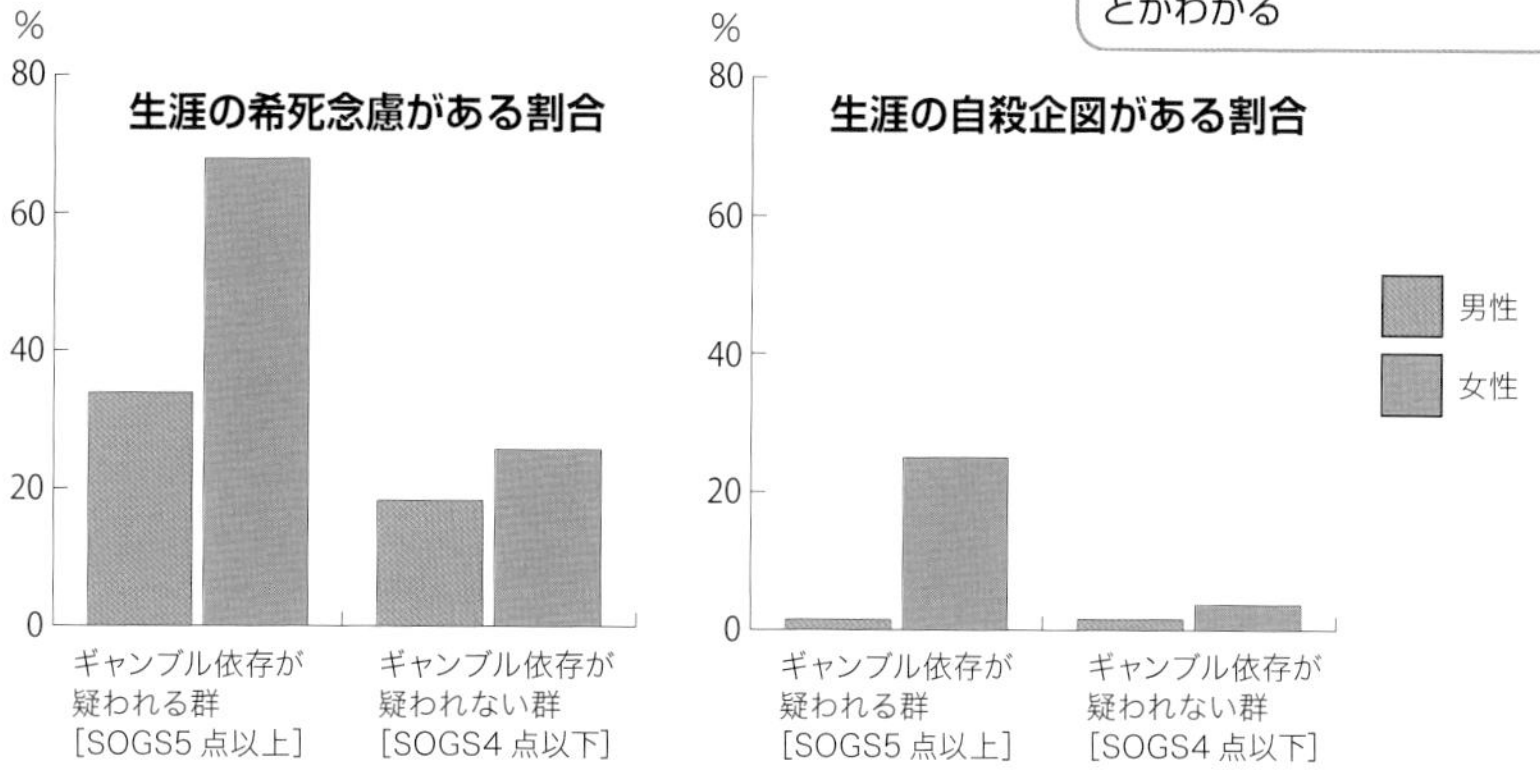

「ギャンブル障害およびギャンブル関連問題の実態調査」報告書 令和３年８月（久里浜医療センター）より

ギャンブル依存と発達障害

ADHDはとくに合併が多い

発達障害は、脳機能の偏りにより、発達がアンバランスになっている障害で、主に自閉スペクトラム障害（ASD）、注意欠如多動性障害（以下ADHD）、学習障害（LD）の3つに分けられます。

発達障害の特性をもつ人は、独創性を発揮したりする人もいますが、日常生活に生きづらさを抱え、困難をきたしている人も少なくありません。

調査によってばらつきはありますが、ギャンブル依存の発症者の10〜30％は何らかの発達障害を抱えていると考えられており、なかでもADHDと関連があるとされています。

ADHDの特性として高い衝動性がありますが、この特性が高リスクのギャンブル行動に関係しています。ギャンブル依存のリスクを上げ、また病気の進行も早めるといわれています。

しかし、ADHDとギャンブル依存は、それぞれ似たような症状を見せるため、合併を見分けるのが難しいともいえます。

たとえば、ADHDの人が「衝動的にギャンブルをしてしまう」ことと、ギャンブル依存の人が「ギャンブルをやめたいのに、どうしてもギャンブルをしてしまう」という行動は、傍からは同じような行動に見えるものです。

そのため、医療機関では、発達障害の人には依存の合併があるかを、ギャンブル依存の人には発達障害の合併があるかを意識して、注意深く検査などを行います。

重複が確認された場合には、どちらか一方を優先して治療することはなく、両方の症状に対して、同時に介入を行います。

ギャンブル依存と ADHD

なぜ ADHD の人に依存が多い？

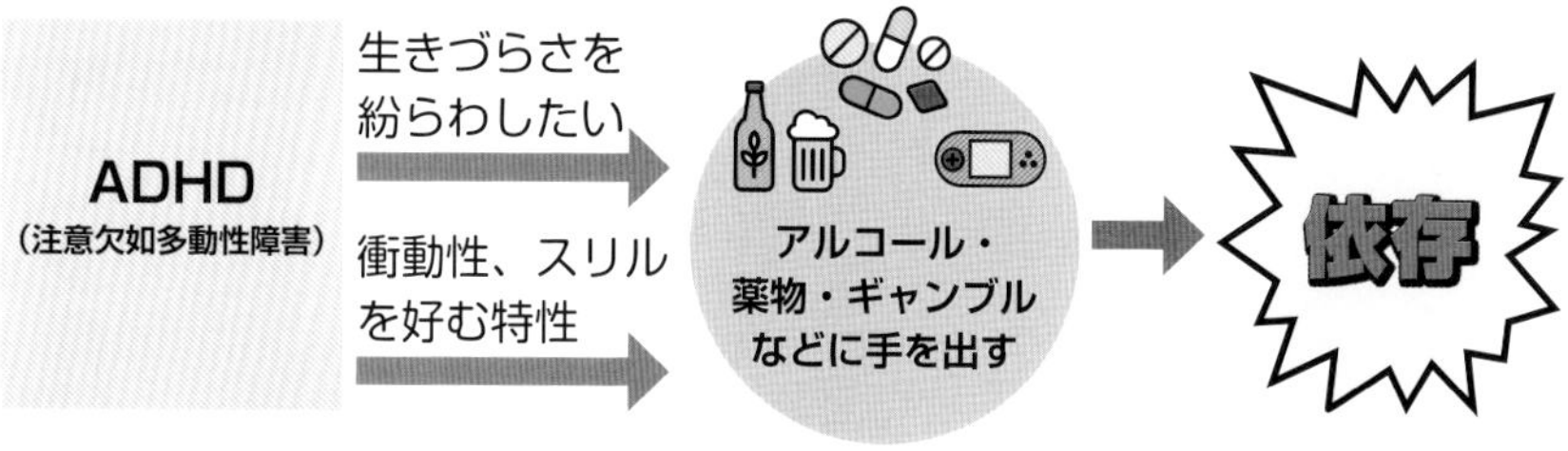
ADHD
（注意欠如多動性障害）
生きづらさを
紛らわしたい
衝動性、スリル
を好む特性
アルコール・
薬物・ギャンブル
などに手を出す
依存

ギャンブル依存と ADHD の比較

ギャンブル依存と ADHD には共通する点が多いが、実はその症状を引き起こしているものは、それぞれ異なり、見極めが難しい

状態	ギャンブル依存	ADHD
イライラ	離脱症状 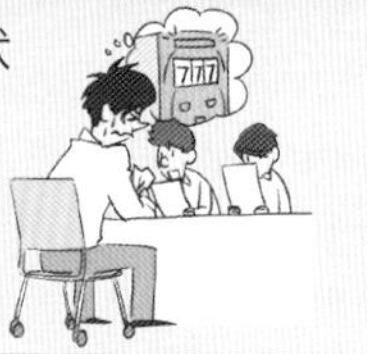	多動の症状 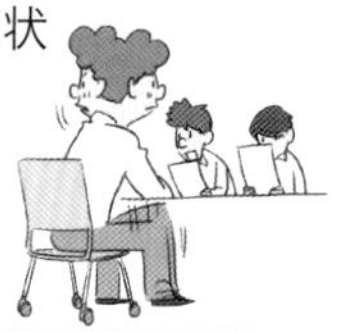
上の空	ギャンブルに心を奪われて、ほかのことが考えられない	不注意
直近の利益に飛びつく	遅延報酬割引*	衝動性
リスクを顧みない	脳内報酬系に耐性ができたため 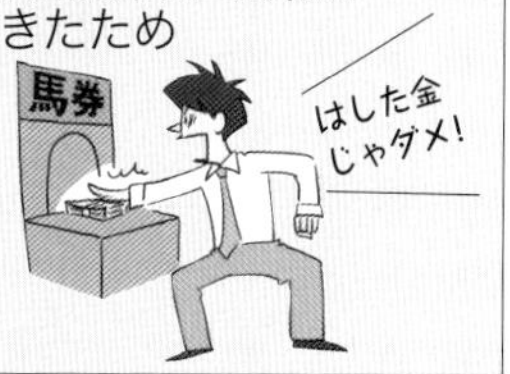 馬券 はした金じゃダメ!	危険を好む傾向 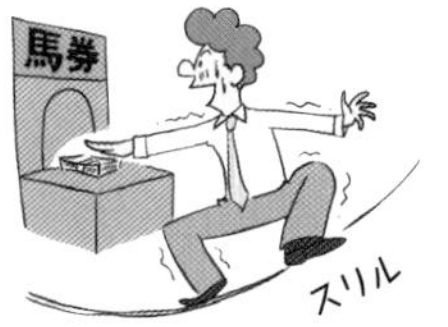 馬券 スリル
借金をギャンブルで取り戻そうとする	負けの深追い	忍耐や持続が嫌い･苦手

* 将来的に得られる利益（遅延報酬）を時間に応じて低く見積もること。この場合、ギャンブルをしないことで得られる将来の利益よりも、直近のリスクのあるギャンブルの利益を高く見積もってしまうこと
「依存症対策全国センター」ホームページより作成

ギャンブル依存は治る？

ギャンブルなしで生活できれば「回復」

ギャンブル依存は一般的な病気とは異なり、「完治した」といえる状態にはなりません。それは、依存で異常をきたした脳の回路が残ってしまうからです。だからといって、通院を一生続けなくてはならないわけではありません。ギャンブルなしでも、問題なく生活できれば、ひとまず「回復」の目途が立ったといえます。

依存の重症度が低いうちに、適切な治療を行えば、早く回復することができます。しかし、たとえ重度の状態になっても、回復は可能です。

再発・スリップがおこりやすい

ギャンブル依存は、再発が非常に多い病気です。わずかなギャンブルの情報を目にしたことがきっかけで、ギャンブルを再開してしまうことがあります。回復したと思いながらも、現金を手にしただけで、ギャンブル場に行ってしまう人もいます。

ギャンブルをやめていたのに、急に渇望が出てきて、軽い気持ちで「1回だけ」とギャンブルをしてしまう人もいます。これを「スリップ」といいます。

スリップは、再発の前におこることがわかっています。しかし、スリップがおきたからといって、必ずしも再発につながるわけではありません。スリップの段階で、ギャンブルに対する考え方のクセに気づき、回復への手がかりをつかむ人もいます。

そのときに大きな助けとなるのが自助グループなどで、同じ立場の人たちとつながることです。気持ちを伝え、支え合うことが再発防止に有効です。

なお、ギャンブル依存では、治療を行うことなく症状がなくなる自然寛解の例も報告されています。

ギャンブル依存回復のゴール

治療

専門医療機関　相談機関　自助グループ　など

回復　ギャンブルなしの生活ができている

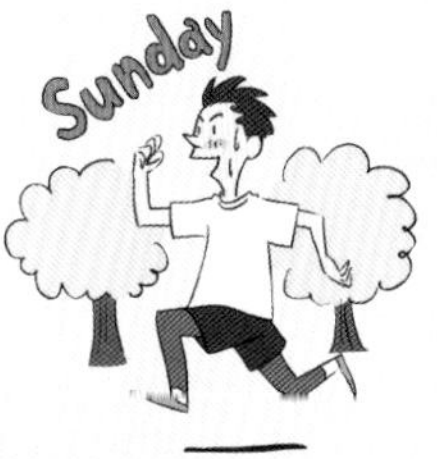
Sunday

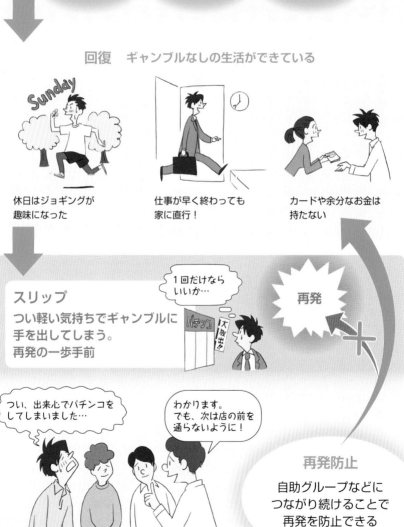

休日はジョギングが
趣味になった

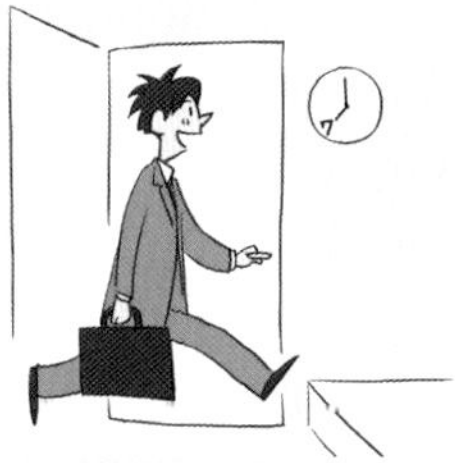

仕事が早く終わっても
家に直行！

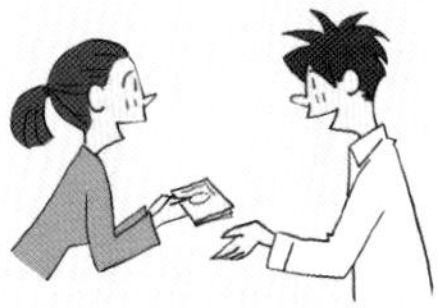

カードや余分なお金は
持たない

スリップ
つい軽い気持ちでギャンブルに
手を出してしまう。
再発の一歩手前

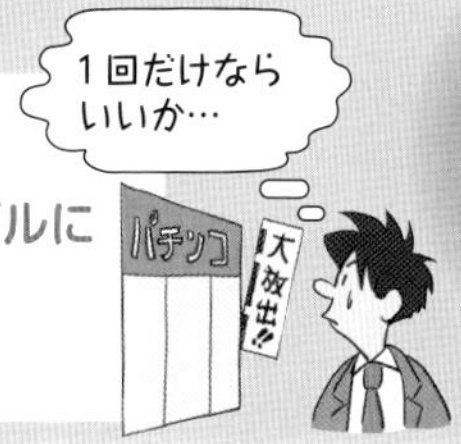
1回だけなら
いいか…
パチンコ
大放出!!

再発

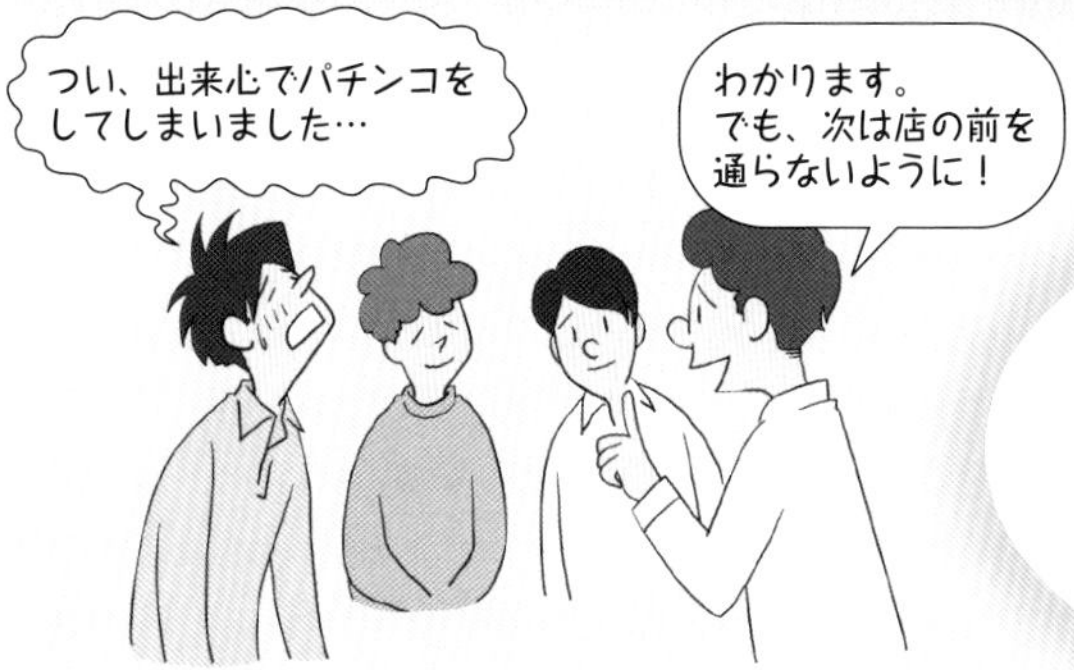
つい、出来心でパチンコを
してしまいました…
わかります。
でも、次は店の前を
通らないように！

再発防止
自助グループなどに
つながり続けることで
再発を防止できる

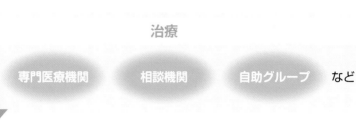

column

パーキンソン病とギャンブル依存

パーキンソン病は、脳からの命令がうまく伝わらず、体が動きにくくなる病気です。日本での患者数は15～20万人で、高齢者（65歳以上）の100人に1人が発症するとされています。

このパーキンソン病は、高い確率でギャンブル依存を併発することがわかっています。その原因になっているのが、神経伝達物質のドーパミンです。パーキンソン病の発症には、ドーパミンの不足がかかわっているとされています。これは、ギャンブル依存の人の脳内報酬系がうまく働かず、ドーパミンをうまく放出できない状態に、非常に似ていると考えられます。

また、パーキンソン病では、ドーパミンと同じ働きをする「ドーパミン作動薬」を服用する治療が行われます。この服薬が、ギャンブル依存の要因となる可能性も考えられています。

ある調査によると、北米やヨーロッパのパーキンソン病患者のなかで、ギャンブル依存である人の割合は3.2%で、ドーパミン作動薬を服用している人では5.7%にもなります。両者の割合は、0.4～1%とされる一般人口のギャンブル依存の有病率よりも、かなり高いものです。

とくにパーキンソン病の発病が早かった人や、新奇《しんき》追求《ついきゅう》傾向《けいこう》（新しいものが好きで、飽きっぽい性格）があったり、アルコール依存の経験があったりする人は、高確率でギャンブル依存になりやすいことがわかっています。

パーキンソン病患者のギャンブル依存の有病率

北米・ヨーロッパのパーキンソン病患者1032名のギャンブル依存有病率を調査したところ、一般人口に対して高確率だった

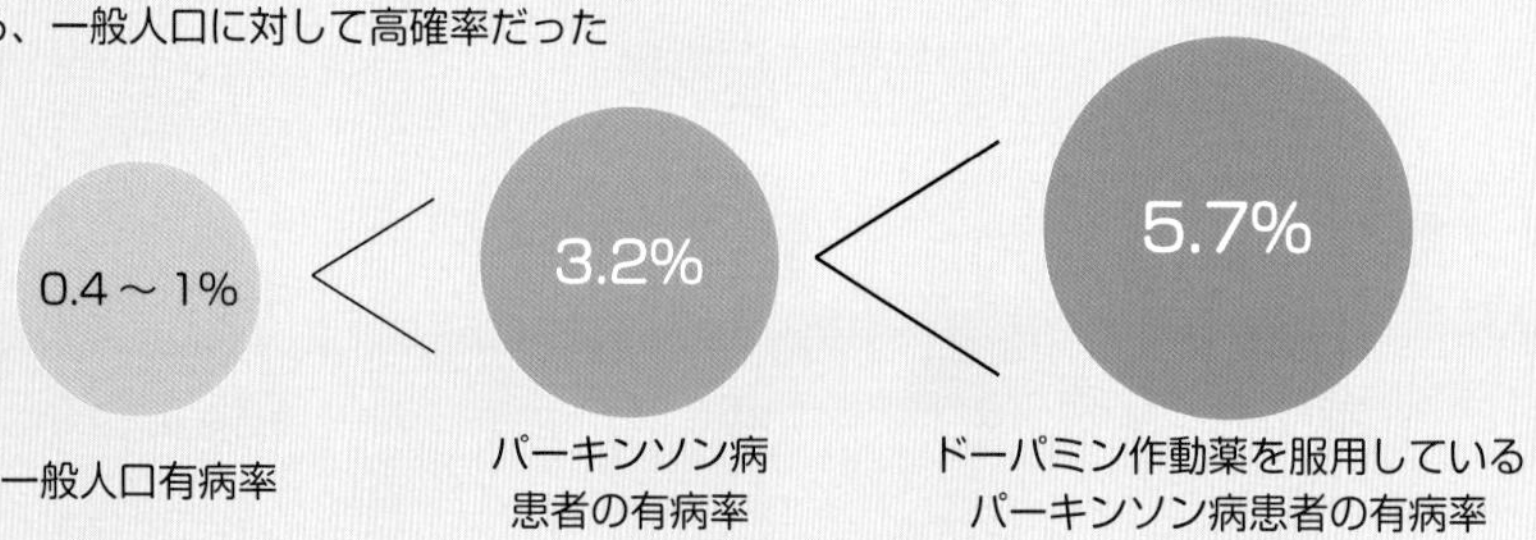

*Barns MPN,Rickards H,Cavanna AE.The prevalence and clinical characteristics of pathological gambling in Parkinson's disease:an evidence-based review.Funct Neurol 25(1):pp.9-13,2010.

第3章

ギャンブル依存の診断と治療

ギャンブル依存は正しい治療を受ければ回復が可能です。基本的に通院治療で、認知行動療法を用いて行われます。久里浜医療センターでのプログラムを参考に一般的な治療の進め方を紹介します。

医療機関受診の目安

ギャンブルの問題行動がみられたら

家族にとっても、本人にとっても、ギャンブル依存が病気であるという認識が不足しているため、なかなか医療機関の受診に至らないケースが多いのが現状です。

久里浜医療センターの患者の場合では、受診のきっかけとして、「借金問題が表面化した」「会社で問題になった」など、なんらかの問題がおこってはじめて医療機関につながったという人が多くみられました。

しかし、問題が発覚している時点で、ギャンブル依存がかなり進行しているといえます。本来は重症化する前に治療を開始するべきで、治療開始が早いほど、回復も早くなります。

「自分はギャンブル依存では?」「家族や身近な人がギャンブル依存かもしれない」などと疑いを抱いたときには、すみやかに医療機関を受診するようにしましょう。

受診の目安として、これまでにお話ししてきた、ギャンブル依存の特徴を左ページにまとめました。ギャンブルの仕方やギャンブルをやっているときの様子、お金の使い方、家族の間での嘘、家庭や社会生活での問題などをチェックしてみてください。あてはまる数が多いほど、ギャンブル依存が疑われます。

数が少なくても、あてはまるものがあれば、深刻化する前に対策を講じるべきといえます。

また、ここであげた行動だけでなく、それ以外にもギャンブルにまつわる問題行動がある場合には、医療機関や相談機関に連絡し、治療や支援を受けるようにしましょう。

ギャンブル依存チェックリスト

少しでもあてはまるものがあれば、依存の可能性がある。
「ギャンブル依存かも？」と思ったら早めの受診を。
医療機関の受診や相談に早すぎることはない

- □ 決めた額を超えて使ってしまう
- □ ギャンブルのために借金をした
- □ ギャンブルのために家族のお金を使ってしまった
- □ ギャンブルのために万引きをしたり、会社のお金を使ってしまったことがある

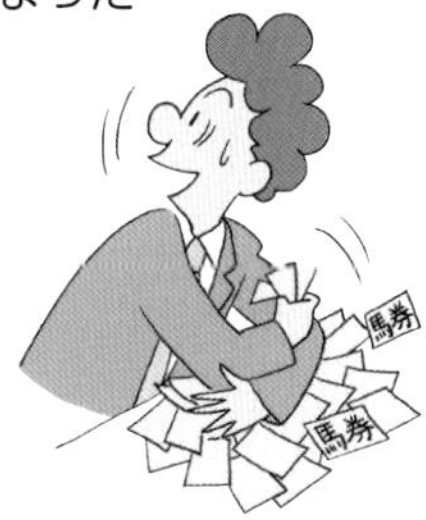

- □ 景品や馬券など、ギャンブルの証拠を隠している
- □ 負けたのに「勝っている」と嘘をつく
- □ 負けを取り戻そうと賭け続ける、または翌日もやってしまう

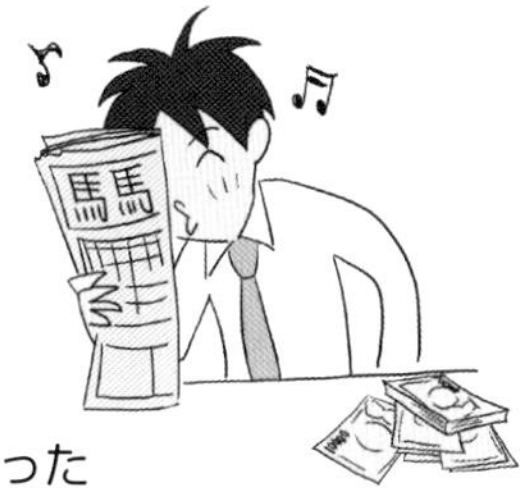

- □ 勝っていると「もっと勝てるはず」とやめられない
- □ ギャンブルのことで家族とケンカになった
- □ ギャンブルをするために、学校や会社を休んだ
- □ 家族に「もうしない」と誓ったが、またやってしまった
- □ ストレスがたまるとギャンブルをしてしまう
- □「やめなければ」とは思っている

トリートメント・ギャップが大きい病気

本人が治療を拒む傾向にある

ギャンブル依存が疑われ、治療が必要な状態であるにもかかわらず、本人が症状を認めなかったり、治療を拒んだりすることがあります。

２０１７年の数字で比べてみると、ギャンブル依存の推定患者数は全国で70万人だったのに対し、厚生労働省の調査では同年度の外来患者数は約２２００人でした。

このように、治療が必要な人の数と、実際に治療を受けた人の数の差を、「トリートメント・ギャップ」といいます。病気のなかでも、依存はトリートメント・ギャップが非常に大きいとされています。

ギャンブル依存の人には、「自分で解決したい」という希望や、「自分で解決できる」という信念があるため、治療を受けようとしないと考えられています。自分でも問題だとは思いながらも、現状を直視できないことや、「人に依存であることを知られたくない」という気持ちも、治療につながらない理由とされています。

また、治療内容への不安や、「治療して本当に治るのか」といった心配、金銭的・時間的な治療のコストの高さも、治療への障害となっており、深刻な状態になってからやっと医療機関を受診することが多いのです。

加えて、ギャンブル依存は、アルコールや薬物といったほかの依存よりも、体への影響が少ないことから、本人が危機意識をもちにくいとも考えられています。そのため、本人自身ではなく、家族やまわりの人が主体的に動き、受診を促す必要があります。家族の声掛けの注意点などは76ページで紹介しています。

ギャンブル依存の受診の実態

推定患者数と実際の患者数のギャップ

ギャンブル依存の推定患者数は 70 万人といわれるが、2017 年の外来患者数は 2,246 人で、約 0.3% の人しか医療機関にアクセスできていない

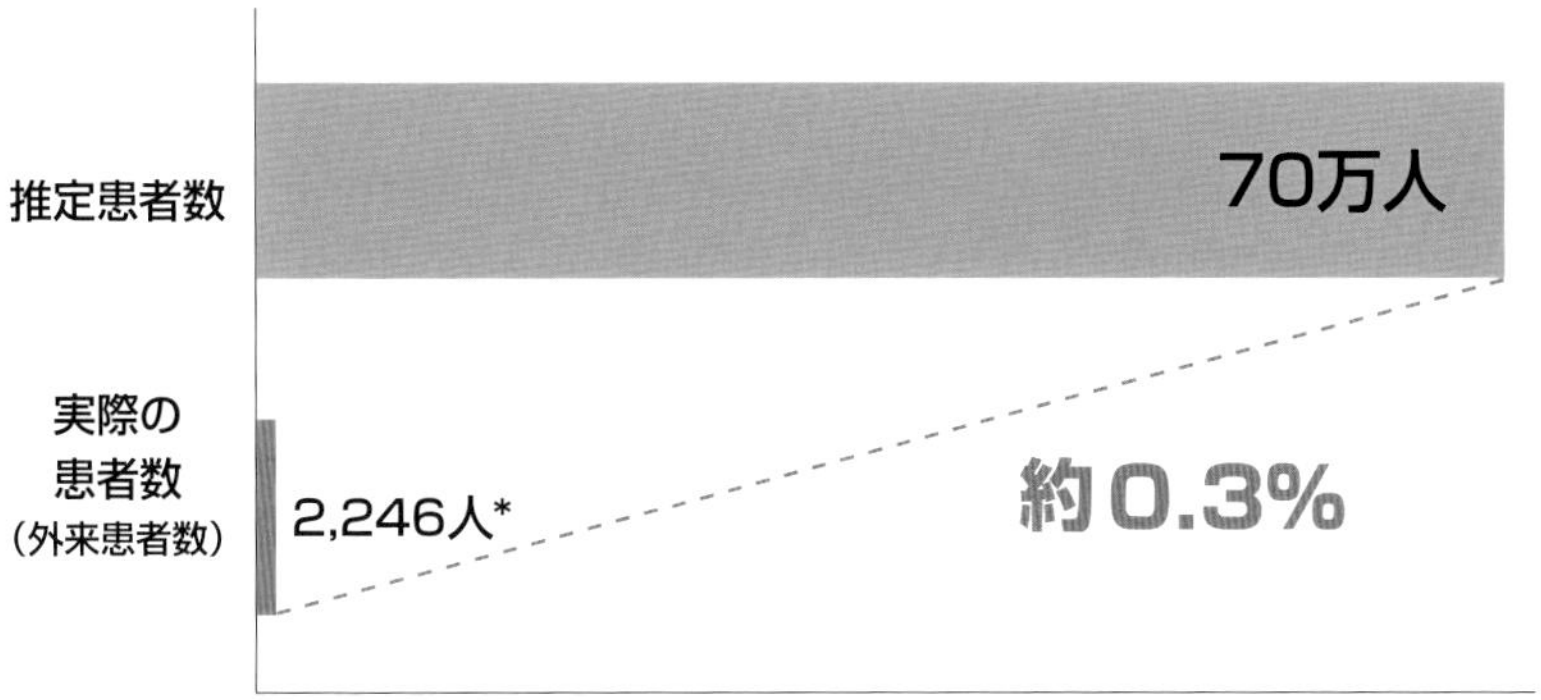
推定患者数
70万人
実際の
患者数
（外来患者数）
2,246人*
約0.3%

「厚生労働省における依存症対策について．令和 4 年度都道府県等依存症専門医療機関 / 相談員等全国会議資料」厚生労働省より

なぜトリートメント・ギャップが大きい？

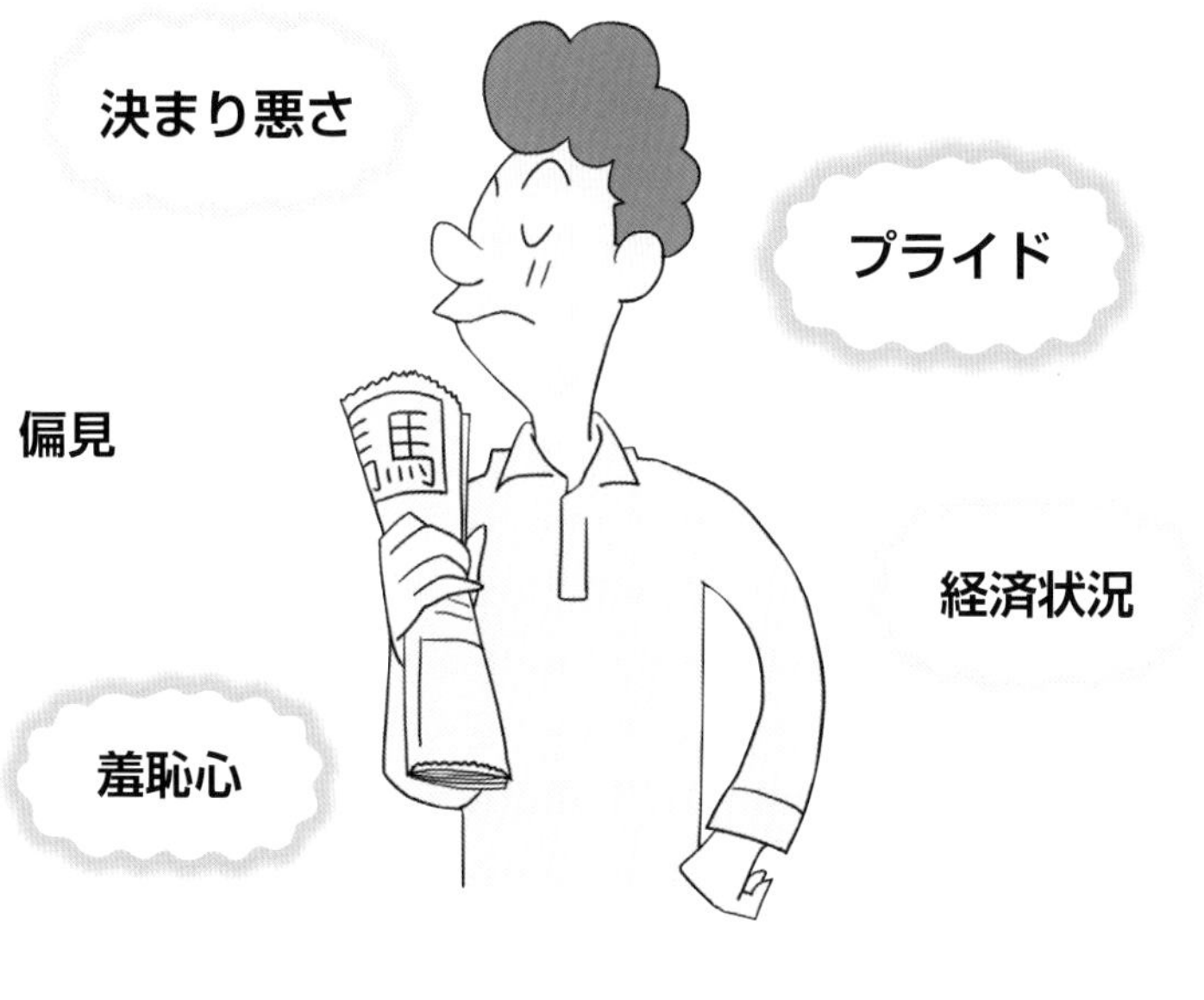
決まり悪さ
プライド
偏見
経済状況
羞恥心
馬

医療機関につながるために

提案型の言い方を心掛ける

すでにお話ししたように、依存が疑われる人は、自分からは医療機関を受診しようとはしません。それは、本人は依存を自覚しにくく、「自分は病院に行く必要はない」と思っていることが最大の要因であり、本人が「病院に行けば、ギャンブルを取り上げられてしまう」と思っているためでもあります。

そんな本人を受診・相談へと導くのは、決して簡単なことではありません。無理矢理病院に連れて行こうとしても、いっそう拒否されたり、「絶対に行かない！」などと反発されたりするだけです。

本人が医療機関の受診を希望していないときは、まずは家族が先に医療機関に相談して、対応の仕方を相談してみてください。そのうえで、本人とギャンブル行動について話す機会を設けてみましょう。

その際、家族は本人の言うことに批判や非難をせず、まずは相手の気持ちを聞くことに徹します。本人の話を十分聞き終えたら、「あなたの気持ちはよくわかった」と、話を受け止めたことを伝え、「あなたもつらいだろうし、私もつらいから、今度専門家や病院に相談しに行ってみない？」といったように、本人の気持ちへの共感と、こちら側の気持ちを伝えながら、受診や相談に行くことを「提案」の形で促してみましょう。

借金が露見したり、仕事を辞めさせられたりしたときなど、何らかの問題が発生したときには、「もしかしたら、病院に相談したほうがいいかもよ」などと、受診のきっかけになりやすいものです。また、「借金の問題を解決するけど、代わりに病院に行こう」と、問題解決の手助けの条件として、受診するように促したという家族もいます。

受診につながる有効な声掛け

いやがる当事者を医療機関や相談窓口に連れて行くためには、無理強いは禁物。本人から行こうと思えるような声掛けが必要だ

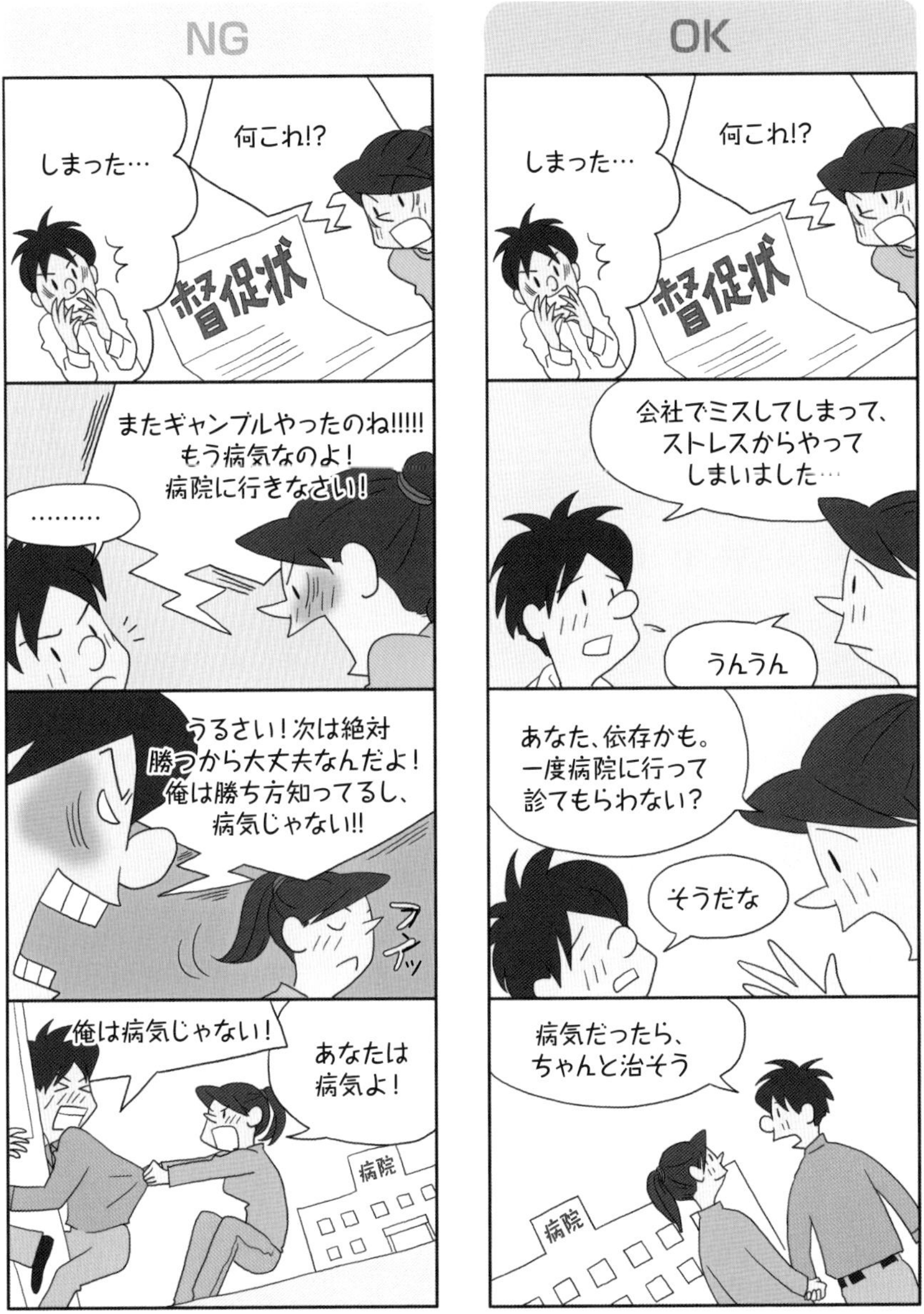
NG
何これ!?
しまった…
督促状
またギャンブルやったのね!!!!!
もう病気なのよ!
病院に行きなさい!
………
うるさい!次は絶対
勝つから大丈夫なんだよ!
俺は勝ち方知ってるし、
病気じゃない!!
プイッ
俺は病気じゃない!
あなたは
病気よ!
病院
OK
何これ!?
しまった…
督促状
会社でミスしてしまって、
ストレスからやって
しまいました…
うんうん
あなた、依存かも。
一度病院に行って
診てもらわない?
そうだな
病気だったら、
ちゃんと治そう
病院

医療機関の探し方

まずは公的機関に連絡を

　ギャンブル依存は、医療機関で治療を受けることができる病気です。2020年4月からは、認知行動療法をベースとした治療プログラム（P94）が公的保険適用となり、医療費の個人負担も軽減されることとなりました。

　しかし、ギャンブル依存に対応している医療機関は、まだ少ないのが現状です。近くで専門の医療機関を見つけられないときには、精神保健福祉センターなどの公的機関に問い合わせてみましょう。

　精神保健福祉センターは、精神保健福祉法にもとづき、各都道府県・政令指定都市に設置されています。各センターで異なるものの、医師や精神保健福祉士などの専門家が在籍しており、心の病気についての相談や、医療機関や自助グループについての情報提供をしてくれます。本人はもちろん、家族だけでも相談でき、依存の家族教室を開催しているところもあります。

　精神保健福祉センターが近くにない場合には、保健所や市区町村の保健センターでも、ギャンブル依存の相談に応じてくれます。こちらも本人または家族が相談できます。

　また、インターネットでも、ギャンブル依存に対応している医療機関を探すことができます。自分でキーワードから検索するだけでなく、専門医療機関のリストを公開しているサイトもありますので、参考にしてください。

　依存症対策全国センターのホームページでは、依存全般の相談窓口や、専門医療機関を検索することができます。自助グループの紹介もあるため、どこに相談すべきか迷ったらまず利用してみましょう。

相談窓口やインターネットで探す

まずは公的相談窓口へ問い合わせ

ギャンブル依存に対応してくれる病院が見つからない、病院に行くのはためらわれるときなどは、まずは公的機関の相談窓口に問い合わせを

精神保健福祉センター

各都道府県や政令指定都市に設置されている公的機関で、心の健康相談に応じてくれる。本人だけでなく、家族や関係者も相談可能。家族教室を開催しているところもある

保健所

各都道府県や政令指定都市などに設置され、あらゆる健康にかかわる業務を行っている。難病や精神疾患に関する相談も受け付けていて、依存などの心の健康相談にも対応

相談・医療機関の紹介

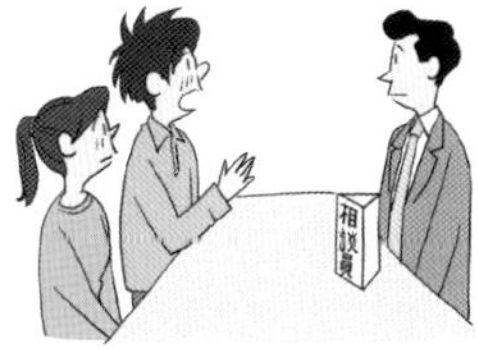

近年、厚生労働省の「依存症対策総合支援事業」により、依存の専門知識を持つ相談員の養成が進み、専門の相談員が増えている

インターネットで探す

「ギャンブル依存」「診療」などのキーワードで検索するほか、専門医療機関リストが公開されているサイトもある

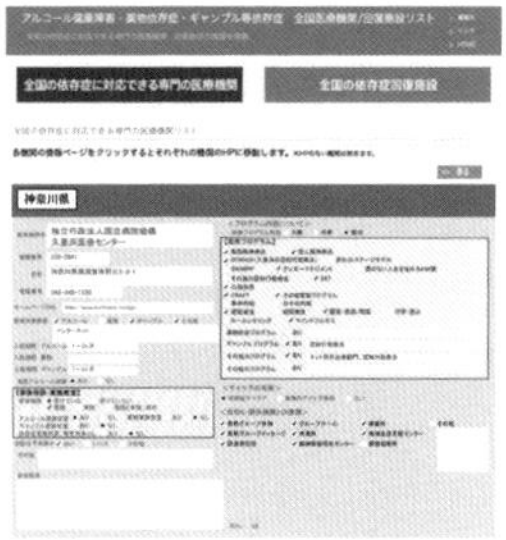

国立病院機構　久里浜医療センター

全国の医療機関および回復施設のリストが公開され、提供されているプログラムの内容も紹介

https://list.kurihama-med.jp/

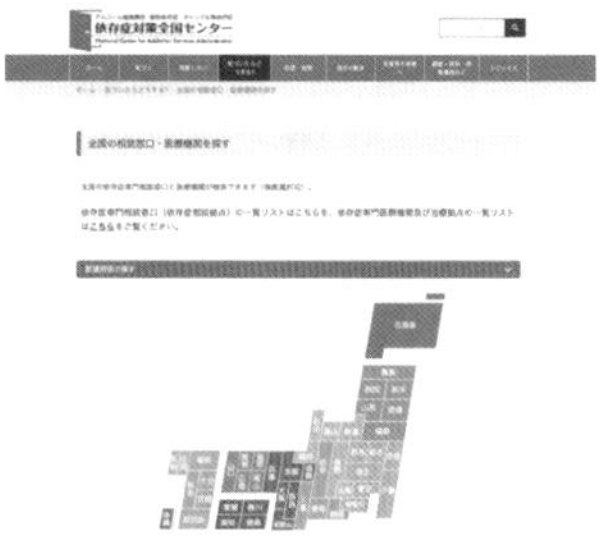

依存症対策全国センター

全国の専門医療機関や相談窓口のリストが公開され、地図や条件から検索もできる

https://www.ncasa-japan.jp

近くに専門医療機関がない場合

総合病院の精神科か、精神科のクリニックを受診してみる

2つの国際診断基準

アメリカ精神医学会の「DSM-5」

ギャンブル依存には、国際的な診断基準が2つあります。1つは、アメリカ精神医学会発行の、精神疾患の診断・統計マニュアルである「DSM-5」の基準です。過去12ヵ月の間に、9つの項目のうち4つ以上を満たせば、ギャンブル依存と診断されます。

DSM-5では、ギャンブル依存とほかの依存に共通点が多くみられますが、「損失の深追い」「借金」は、ほかの依存の診断基準にはない項目になっています。そのため、この項目があてはまれば、ギャンブル依存の深刻さが推察できるといわれています。

なお、旧版である「DSM-Ⅳ」ではギャンブル依存は「病的賭博」と呼ばれていましたが、「DSM-5」では「嗜癖性障害」の「行動嗜癖」に分類されています（P32）。

WHOの「ICD-11」

もう1つの診断基準は、世界保健機関（WHO）が公表している、国際疾病分類（ICD）の第11版である「ICD-11」です。

第10版の「ICD-10」で、ギャンブル依存は「病的賭博」となっており、「習慣および行動の障害」に分類されていましたが、ICD-11では「物質使用または嗜癖行動症群」に分類されています。

ICD-11では、「ギャンブルをする時間やお金などを自分でコントロールできず、ほかの何よりもギャンブルを優先させてしまう」ことや、「借金などがあっても、ギャンブル行為がエスカレートする」といった症状に加え、その行動によって、個人や家族などに重大な障害が生じていることも、診断基準にしています。

2つの国際診断基準の最新版

DSM-5	臨床的に明らかな障害や苦痛を引き起こす、持続的かつ反復性のある問題ギャンブル行為で、過去12ヵ月に9項目のうち4項目以上があてはまれば、ギャンブル依存（ギャンブル障害）と診断される

①興奮を得たいがために賭け金の額を増やしてギャンブルをする欲求がある
②ギャンブルを中断または中止すると落ち着きがなくなる、
またはイライラする
③ギャンブルを制限、減らす、中止するなどの努力を何度かしたが失敗した
④しばしばギャンブルに心を奪われている（例：過去のギャンブル体験を
再体験すること、ギャンブルの計画を立てること、ギャンブル資金を
調達する方法をずっと考えている）
⑤無気力、不安、抑うつなどの苦痛を感じるとギャンブルをすることが多い
⑥ギャンブルで負けた後､別の日にそれを取り戻しに戻ってくる（損失の深追い）
⑦ギャンブルにのめり込んでいることを隠すために嘘をつく
⑧ギャンブルのために重要な人間関係、仕事、教育、または
職業上の機会を危険にさらし、または失った
⑨ギャンブルによって引き起こされた絶望的な経済状況を免れようと、
他人に借金を頼む

ICD-11（暫定訳）	ICD-10を踏襲して策定された最新版。今後はこれをもとにガイドラインも整備される見込み

① 持続的または再発性のギャンブル行動パターンで、以下の特徴を満たす
a.ギャンブルのコントロール障害（例：開始、頻度、熱中度、期間、終了など）
b.ほかの日常生活の関心ごとや日々の活動よりギャンブルをますます優先
c.ギャンブルで問題がおきているにもかかわらず、ギャンブルを継続
またはエスカレート

② ギャンブル行動パターンは重症で、個人、家族、社会、教育、職業や
ほかの重要な分野において著しい障害を引き起こしている

③ ギャンブル行動パターンは持続的かつ反復的で、通常、ギャンブル行動
およびほかの症状が12ヵ月続いた場合に診断。しかし、すべての特徴が
存在かつ重症の場合は、それより短くとも診断可能

久里浜医療センター訳

ギャンブル依存のスクリーニングテスト

最も一般的なSOGS

ギャンブル行動に問題があるからといって、必ずしもギャンブル依存であるとは限りません。そのため、診断前には、ギャンブルの問題についてのスクリーニング（選別）や分類を行います。

最も用いられるスクリーニングは、12項目の質問が設定された「SOGS（South Oaks Gambling Screen）」です。最高20点のうち3〜4点は「問題ギャンブルの疑い」、5点以上の場合は「病的ギャンブルの疑い」、つまりギャンブル依存の可能性があると推定されます。実際、治療につながった患者のスコアの平均値は約12で、ギャンブル依存を疑うべき数値を大きく上回っています。

SOGS以外にも、9項目の質問について、それぞれ4つの選択肢から答えを選んで回答する「PGSI（Problem Gambling Severity Index）」があり、0〜27点の範囲で、8点以上を「ギャンブル等依存が疑われる者」としています。

スクリーニングテストだけでは明確な診断には至らないものの、簡単な質問に答えるだけですぐに結果が得られ、ギャンブル依存の早期介入や予防にも役立つと考えられます。

併発している病気を鑑別

ギャンブル依存の診断・治療では、その背景に精神疾患があるかどうかも確認する必要があります。そのためには、気分症や統合失調症、アルコールや薬物などの使用、発達障害などの鑑別も行います。

ギャンブル依存だけの症状なのか、それともほかの疾患がかかわっているのかをタイプ分けしたうえで、それぞれの疾患に応じた治療を行います。

ギャンブル依存のスクリーニングテストと分類

スクリーニングテスト

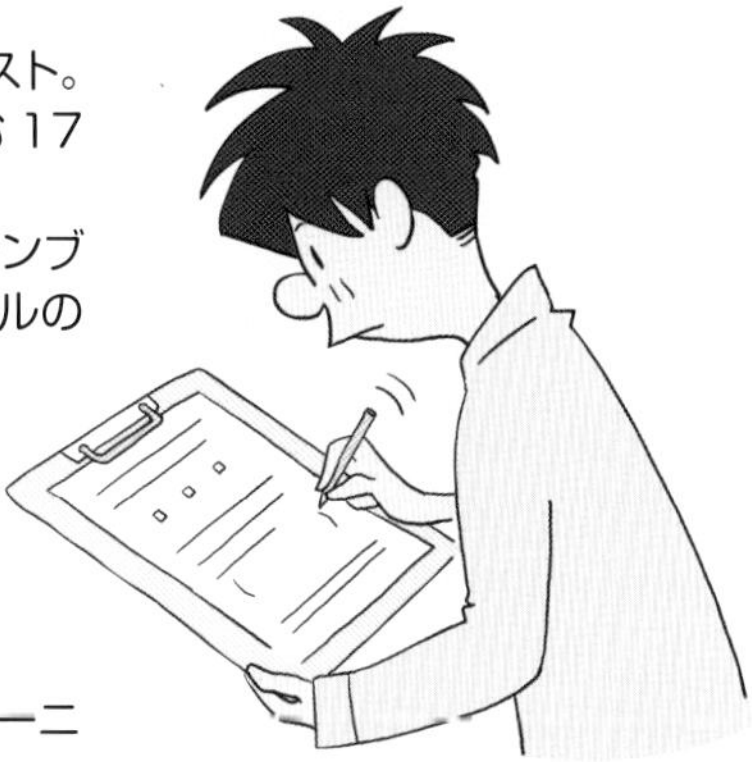

SOGS
（South Oaks Gambling Screen）

最もよく使用されるスクリーニングテスト。

正確には、点数化しない質問5問を含む 17問に答える。

最高は 20 点で、3〜4点は「問題ギャンブルの疑い」、5 点以上で「病的ギャンブルの疑い」

PGSI
（Problem Gambling Severity Index）
SOGS と並んで使用頻度が高いスクリーニングテスト。
4つの選択肢を設けた9項目の質問に答える。最高は 27 点で、8 点以上を「ギャンブル等依存が疑われる」としている

ギャンブル依存のタイプ

タイプⅠ（単純嗜癖型）	タイプⅡ（他の精神疾患先行型）	タイプⅢ（パーソナリティ等の問題型）
ギャンブルにのめり込んでいるが、ほかの精神疾患はみられない（ギャンブル依存が原因で二次的におこったうつなどは除く）	ギャンブル問題より先に、大うつ病、双極性障害、統合失調症、不安障害、アルコール依存などほかの精神疾患がみられたタイプ	反社会性パーソナリティ障害、自閉スペクトラム症、知的発達症、認知症、器質的な問題などで衝動の制御が困難な状態が併存

宮岡等．病的ギャンブリング（いわゆるギャンブル依存）の概念の検討と各関連機関の適切な連携に関する研究．平成 24 年度厚生労働科学研究費補助金 障害者対策総合研究事業「様々な依存症における医療・福祉の回復プログラムの策定に関する研究」分担研究報告書；2013 より作成

ギャンブル依存と診断されたら

正しい理解と治療を

ギャンブル依存と診断されたら、回復のための地道な努力が必要になります。

治療の最終目標は、ギャンブルをやめることです。しかし、専門治療施設で治療を受けたギャンブル依存患者の治療後を追跡した調査では、約半分がギャンブルを続けていました。ただ、そのうちの多くはギャンブルの頻度や金額が減っていたといいます。

海外の調査では、頻度等を減らす減ギャンブルからギャンブルを完全にやめる断ギャンブルに移行するものが多かったという報告もあり、ギャンブルを完全にやめるのは難しくても、まずは減ギャンブルを目指すのもよいかもしれません。

診断後の回復には、自助グループなどに参加して、同じようにギャンブル依存克服に取り組んでいる仲間と出会うことが最も有効です。ほかの人の話を聞くと、「苦しいのは自分だけではない」と気づき、自分の状態を話しても責められることもないため、苦しさから解放されます。

診断を受けたからといって、借金返済をあせらないようにしましょう。依存が進行すると、「ギャンブルで勝って借金を返そう」としますが、この考えが、状況をさらに悪化させてしまいます。

そして診断後には、家族が依存について理解することが、回復への大きな手助けになります。

ギャンブル依存では、本人の性格や意志の強さ、家族の至らなさなどが原因と誤解されることがあります。しかし、依存を本人の性格から切り離して「病気」としてとらえれば、本人に対して「やるべきこと」「やってはいけないこと」の判断ができるようになり、適切なサポートができるようになります。

回復への心構え

ギャンブル依存と診断されると治療がスタートする。
治療を成功させるためには、次の心構えをしっかりと胸に刻もう

ギャンブルをやめる

ギャンブル依存は再発率の高い病気ゆえ、物理的に距離をとるなどして対策が必要。ただし、急にやめるのが難しい場合は、まずは減らすことからスタートを

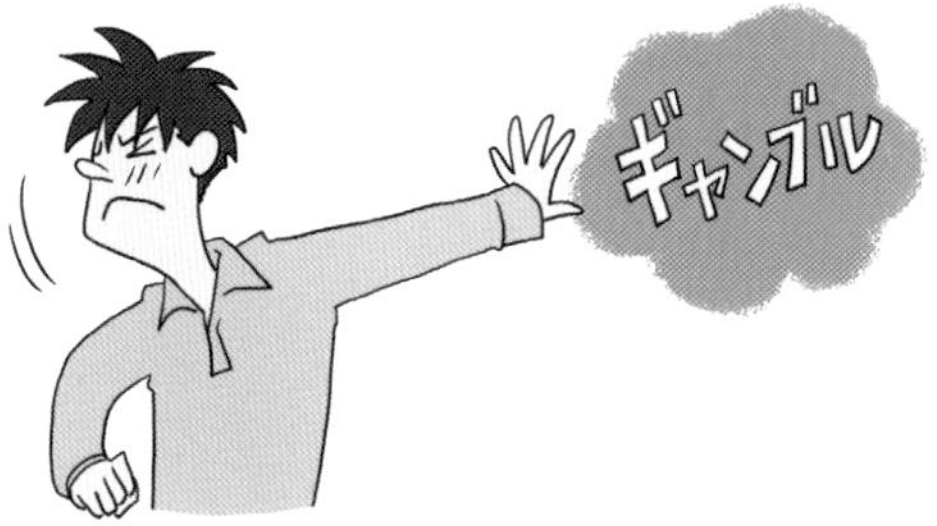
ギャンブル

病気について学ぶ

自分の意思や家族の思いではコントロールできないのが依存という病気。本人はもちろん、家族も病気について学び、正しい知識を得て病気と向き合おう

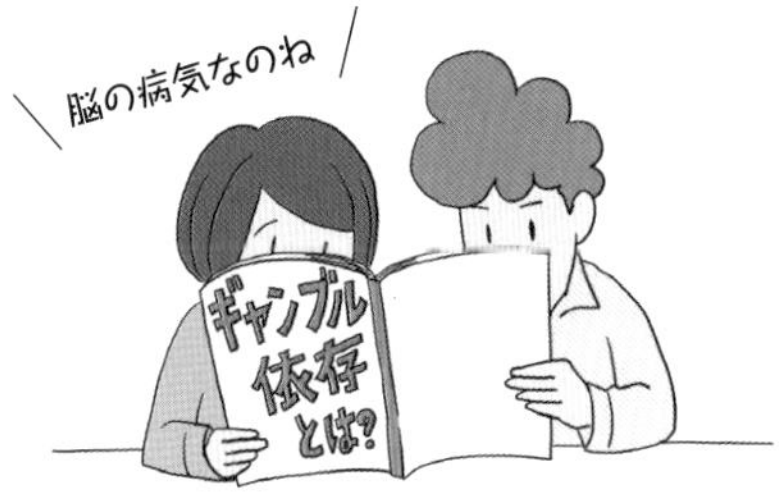
脳の病気なのね
ギャンブル依存とは?

借金返済をあせらない

治療に専念するために、まずは借金返済をと思いがちだが、借金がなくなると再発を招きかねない。治療をしながら、本人が返す方法をゆっくりと考えよう

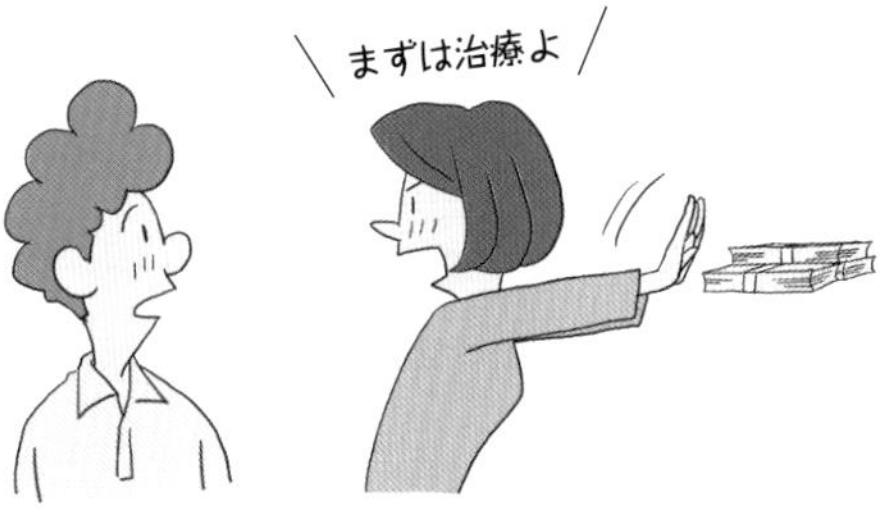
まずは治療よ

仲間とつながる

ギャンブル依存の治療はつらいが、同じ経験をした仲間とつながることで、気持ちを分かち合え、モチベーションも維持できる。

自助グループなどに参加しよう

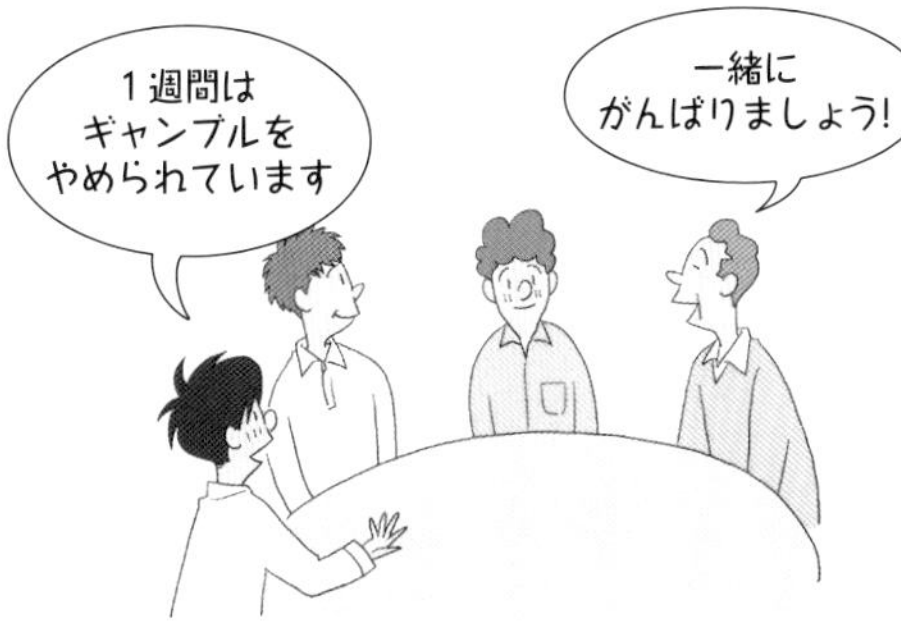
1週間はギャンブルをやめられています
一緒にがんばりましょう!

ギャンブル依存の治療

治療には通院と入院がある

ギャンブル依存と診断されたら、医療機関で治療がスタートします。基本的には通院治療を行いますが、通院ではギャンブルをやめられない人や、合併症がある人などは、入院治療を行います。

一般的な治療の流れとして、初診では、心の病気の専門家である精神保健福祉士などが、本人の生活の様子をヒアリングし、その後に医師が診察や検査を行います。

場合によって再度受診し、医師による診察や検査が行われます。こうして、ギャンブル依存以外の病気の可能性がないかを判別し、さらにはほかの病気の併発がないかを確認したうえで、治療の方針を決めます。

治療法は、通院・入院どちらでも基本的に同じで、カウンセリングや認知行動療法などを中心に行います。それらの治療には、医師や看護師、精神保健福祉士、臨床心理士、作業療法士など、さまざまな専門家がチームを組んで携わります。

認知行動療法は、ギャンブルに対する考え方（認知）や行動を見直し、調整するための治療法です。現在、ギャンブル依存に効果があるとして認可されている治療薬はありませんが、合併している病気がある場合には、薬物による治療も行われます。

ギャンブル依存は再発率の高い病気であるため、通院治療・入院治療にかかわらず、治療終了後も定期的に通院し経過観察を続けます。

認知行動療法終了後は、自助グループ（P132）や家族教室（P136）の紹介などによって、ギャンブルなしの生活が維持できるようフォローアップが行われます。

ギャンブル依存の治療の流れ

ギャンブル依存の治療がどのように進むのかみてみよう

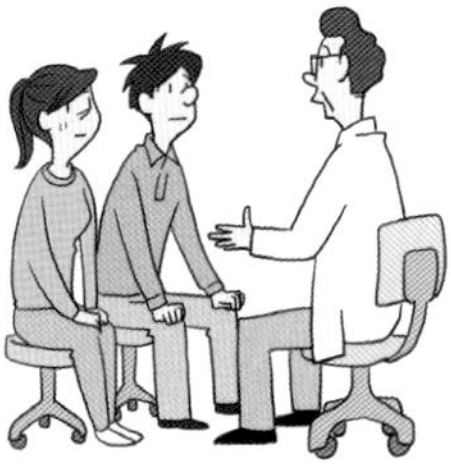

初診の問診では、
できれば家族が同席し、
生活の様子やギャンブルの
状況などを細かく伝える

初診
・精神保健福祉士などからの、
生活歴や病歴の聞き取り
・医師による診察、検査

再診
・医師による診察、検査
・ほかの病気かどうかの判別、合併症の鑑別
＊初診のみのケースもあり

診断

ほかの病気と判明
うつ病など、ほかの病気だと判明
した場合は、その病気の治療を

ギャンブル依存だった場合

入院治療
・重症の場合、
通院が難しい場合
・認知行動療法などの治療
のほか、退院後の準備
プログラムなどを受ける

退院 約２ヵ月

＊ほかの病気との合併
が判明した場合は、
通常は合併症の治療
と並行してギャンブ
ル依存の治療を行う

認知行動療法は
依存患者数名と
臨床心理士、医師
などのグループで行う

通院治療
・カウンセリング、
認知行動療法などの治療を
受ける
・１～２週に１回の割合で通院

治療終了 ６～12週間

経過観察
・再発予防のために定期的に通院

＋

再発防止のためのフォローアップや追加治療
・自助グループや家族教室の紹介
・問題がある場合は追加で治療を検討

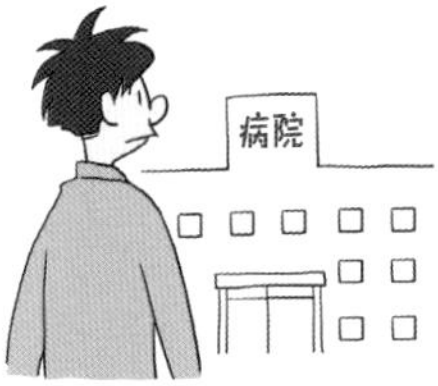

個人差はあるが、
経過観察は２～８週間
に１度のペース

診察と診断

問診と検査をもとに診断

ギャンブル依存の診察では、最初に医療スタッフや医師から問診を受けます。聞かれることは、「ギャンブルをいつはじめたか」「ギャンブルをする頻度やお金の使い方はどのくらいか」「借金はあるか」などといった、現在のギャンブル行動の状態や、「生活上の問題は発生していないか」「家族や同僚との関係に問題はないか」など、ギャンブル行動にかかわる生活の状況についてです。また、既往歴など、心身の状態についても聞かれます。

これらの質問には、基本的に本人が答えますが、本人は自分の状態やおこっている問題を軽視し、過少申告しやすいものです。そのため、家族が正確な情報を伝えることが必要になりますので、できれば家族もいっしょに診察を受け、質問に答えるようにしましょう。

医師は、質問の回答の内容を、国際的な診断基準（P80）と照らし合わせ、依存かどうかを診断します。一度の診察で診断できる場合もありますが、多くの場合、さまざまな検査を行い、ほかの病気も潜んでいないかを確認したうえで、診断を行います。

ギャンブル依存は、ほかの心の病気（精神疾患）との併発が多い病気です。そのため、心理検査を行い、うつ病などを併発していないかを調べます。また、体の異常を調べるために、脳検査や血液検査などを行います。

すべての検査を終えて結果が出たあとで、診断が確定します。ギャンブル依存だけでなく、合併症が判明することもあります。その場合、すべての病気について、同時に治療や介入を行います。

診察での問診や検査

問診で聞かれること

できるだけ細かく的確に伝えられるよう、受診前に準備しておくとよい

- いつからギャンブルをやっているか
- どんなギャンブルをやっているか
- ギャンブルの頻度はどれくらいか
- ギャンブルにお金をどれくらい使うか、また借金はあるか
- 生活に問題が発生していないか、ある場合はどのような問題か
- 勤務状況はどうか、遅刻や欠勤はあるか
- 家族や友人、同僚との間に問題はないか

主な検査

スクリーニングテストや画像検査、血液検査などで合併症や心身の健康状態を確認する

心理検査

うつ病などの精神疾患や
発達障害の有無を調べる

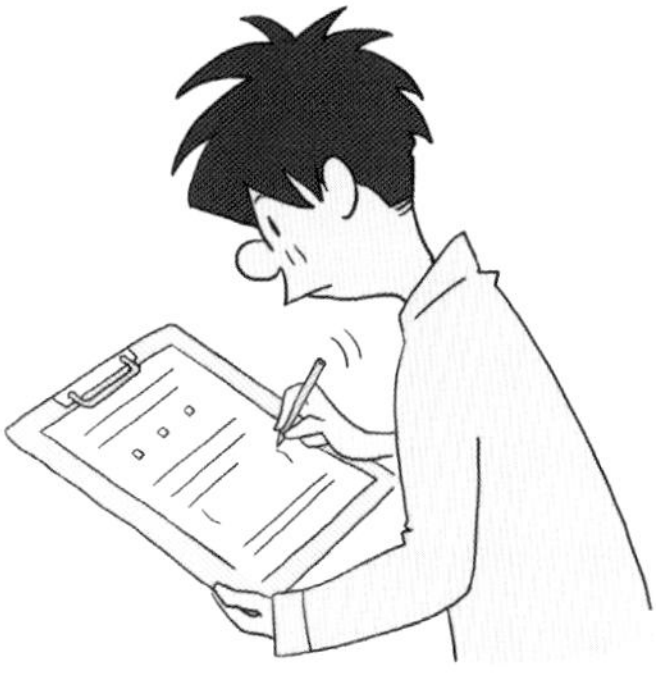

スクリーニングテストなどを
使って判別していく

身体検査

脳画像検査で脳腫瘍や脳梗塞などの合併症を、血液検査でそのほかの身体的な病気や健康状態を調べる

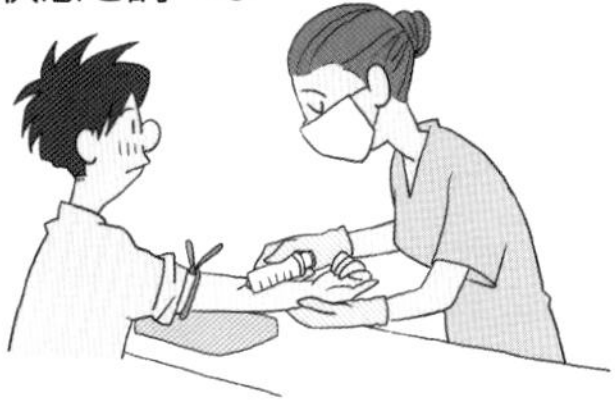

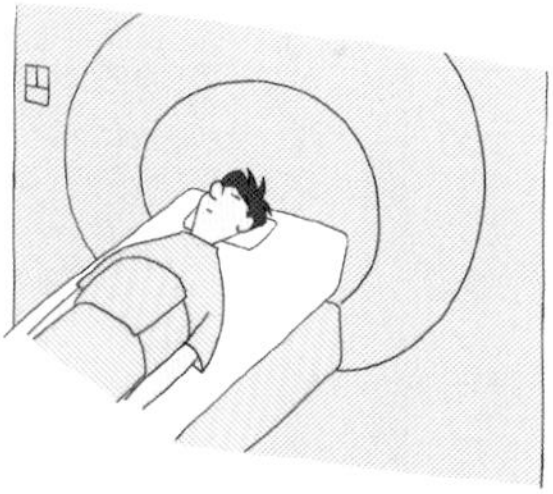

脳画像検査は CT や MRI といった
画像検査で脳の異常をみる

通院治療

週1回の通院が基本

ギャンブル依存の治療は、基本的には通院で行います。本人が医療機関に通い、考え方（認知）や行動を見直す認知行動療法や、医師と1対1で対話するカウンセリングなどを中心とした治療を受けます。そこで気づいたこと・理解したことを生活に取り入れて、ギャンブルへの考え方を見直し、生活を立て直すようにします。

なお、現在ギャンブル依存には、効果が認められた治療薬が存在しないため、薬物療法は行いません。ただし、合併症がある場合には、それに対する薬物療法が行われます。

治療の中心となる認知行動療法は、一般的に6回に分けて行われます。医師などの専門家の指導のもと、同じ病気の患者さんたちと行うグループセッションで、1回あたり60分ほどです。専用のテキストをもとに、お互いに意見交換をして、ギャンブルに対する考え方や行動を見直し、回復へと導くものです（P92）。

この認知行動療法を受けるには、1～2週に1回ほどのペースで通院する必要があります。そのため、効果的な治療をするには、毎週通院することが望まれます。しかし、「仕事を続けながら治療したい」「働いて借金を返済したい」と希望する人の場合、毎週の通院が難しいこともあります。その場合には、通院日程を医師と相談して決めます。

認知行動療法を完了すると、治療はそこでひと段落です。しかし、その後も定期的に通院し、再発予防のためのフォローを受けるようにします。個人差があるものの、2～8週間に1回ほどの通院になることが多いです。

通院治療の流れ

一般的な通院治療の流れをみてみよう

約6〜12週間

1〜2週に1回、合計6回の通院

・医師とのカウンセリング
・グループによる認知行動療法
＊うつなど合併症がある場合は
　薬物療法を併用することもある

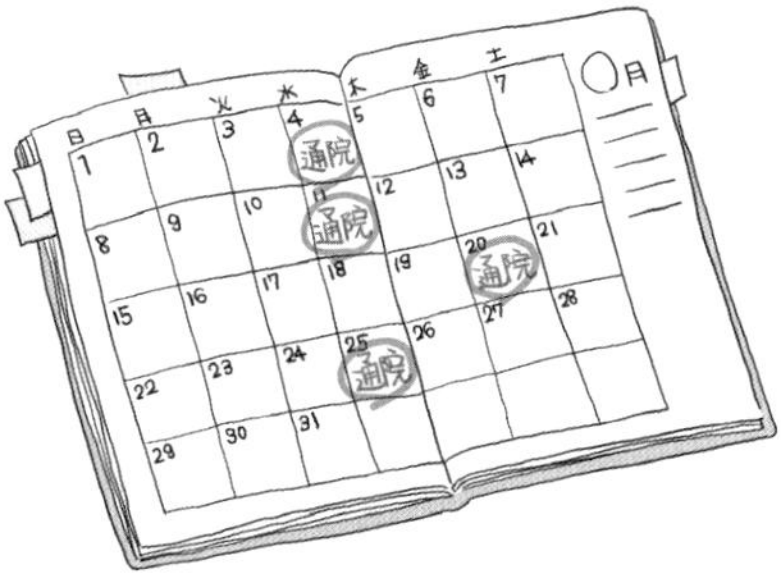

仕事などで都合がつかない場合は、医師と相談しながら日程を調整する

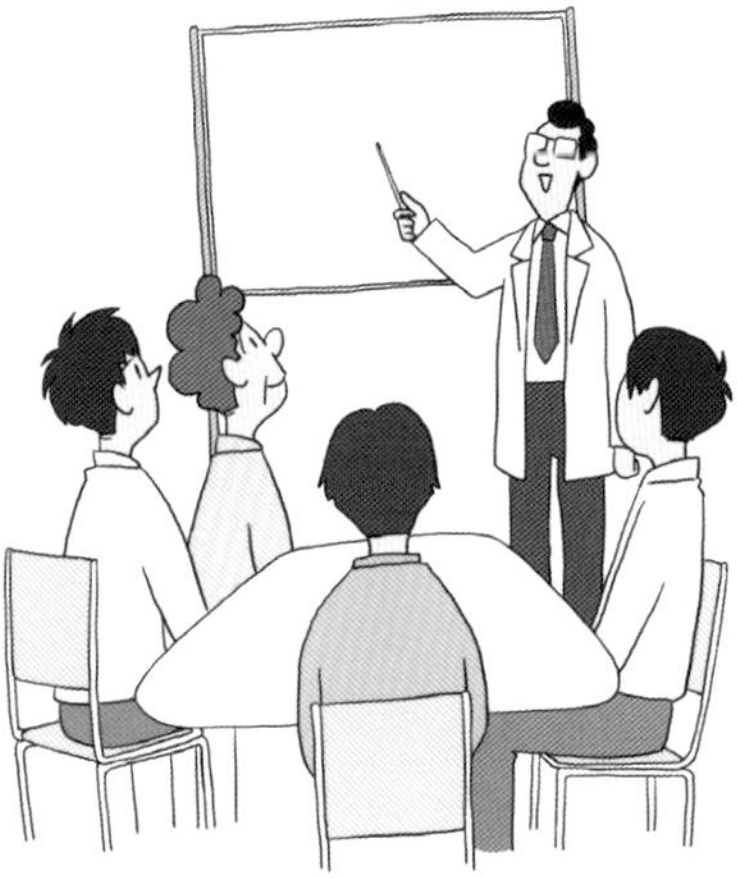

認知行動療法は、臨床心理士や医師、同じギャンブル依存の患者数名とグループで行われる

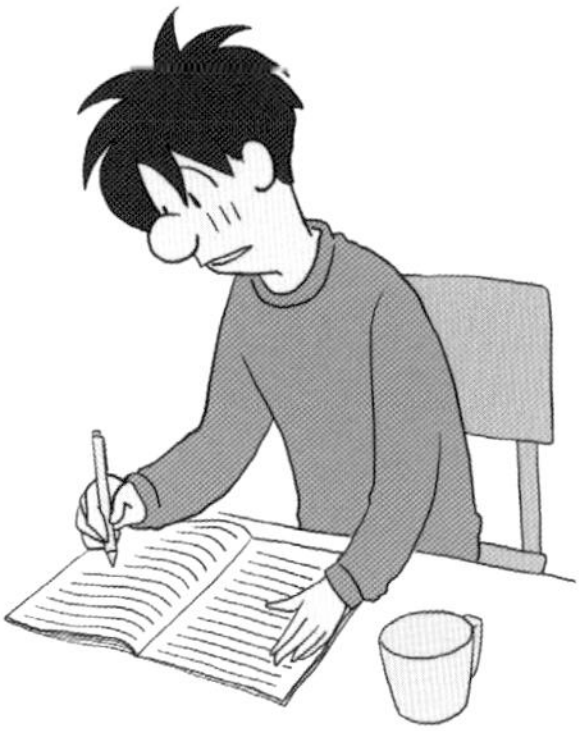

久里浜医療センターで行っているプログラムでは、次の通院時まで、自身のギャンブル習慣を振り返る宿題が出されることもある

治療終了・経過観察

6回の治療が終了すると、基本的に
2〜8週間に1回程度通院をして、経過観察となる

治療の基本となる「認知行動療法」とは

考え方と行動の歪みを修正

　ギャンブル依存の人は、ギャンブルにかかわることに対し、認知の偏りや歪みを抱えており、依存を進行させる原因にもなっています。そこで、認知行動療法を行うことで認知の歪みを認識し、行動を修正できるように働き掛けていくのです。

　認知行動療法では、日常の出来事のなかから、自分が無意識で考えてしまっている「自動思考」を見つけ出し、それをもとに、状況にふさわしい考え方である「適応的思考」を考えていきます。

　ギャンブル依存の場合、患者さん数名のグループで行うことが多く、医師や臨床心理士が司会進行役となり、専用のテキストを用いて課題に取り組んだり、考えを話し合ったりしながら、ギャンブルに走らずに済むような対処スキルを徐々に身につけていきます。詳しいやり方については、94ページで紹介しています。


　ギャンブル依存の治療の中心となるのが、認知行動療法です。

　「認知」とは、物事のとらえ方・考え方のことです。たとえば、仕事で同じようなミスをしても、「この程度なら大したことはない」と、楽観的に認知する人もいれば、「こんなミスをしてしまったら、もう取り戻せない」と深刻な状況として認知する人もいるように、認知は人によって異なります。

　どんなに個人差があるとはいえ、認知が一方的すぎたり、認知による決めつけが強すぎたりすると、ちょっとしたことでもストレスを感じるようになり、行動にも影響を及ぼします。また、強いストレスを受けているときなどには、認知に偏りや歪みが生じやすいとされています。

ギャンブル依存の認知と行動

ギャンブル依存にありがちなゆがんだ認知を
認知行動療法の考え方に沿ってみてみよう

	正しい認知	ゆがんだ認知（ギャンブル依存）
状況	ギャンブルに負けた	
考え（認知）	・ギャンブルは運次第 ・これ以上やると損をする	・自分は勝ち方を知っている ・次は勝てるはずだ
感情	・あきらめる ・ギャンブルへの意欲が低下	・イライラ ・ギャンブルへの渇望
行動	・ギャンブルはこづかいの範囲で ・ギャンブルはやらない	・負けた分をすぐに取り戻しに行く ・もっと高額を賭ける

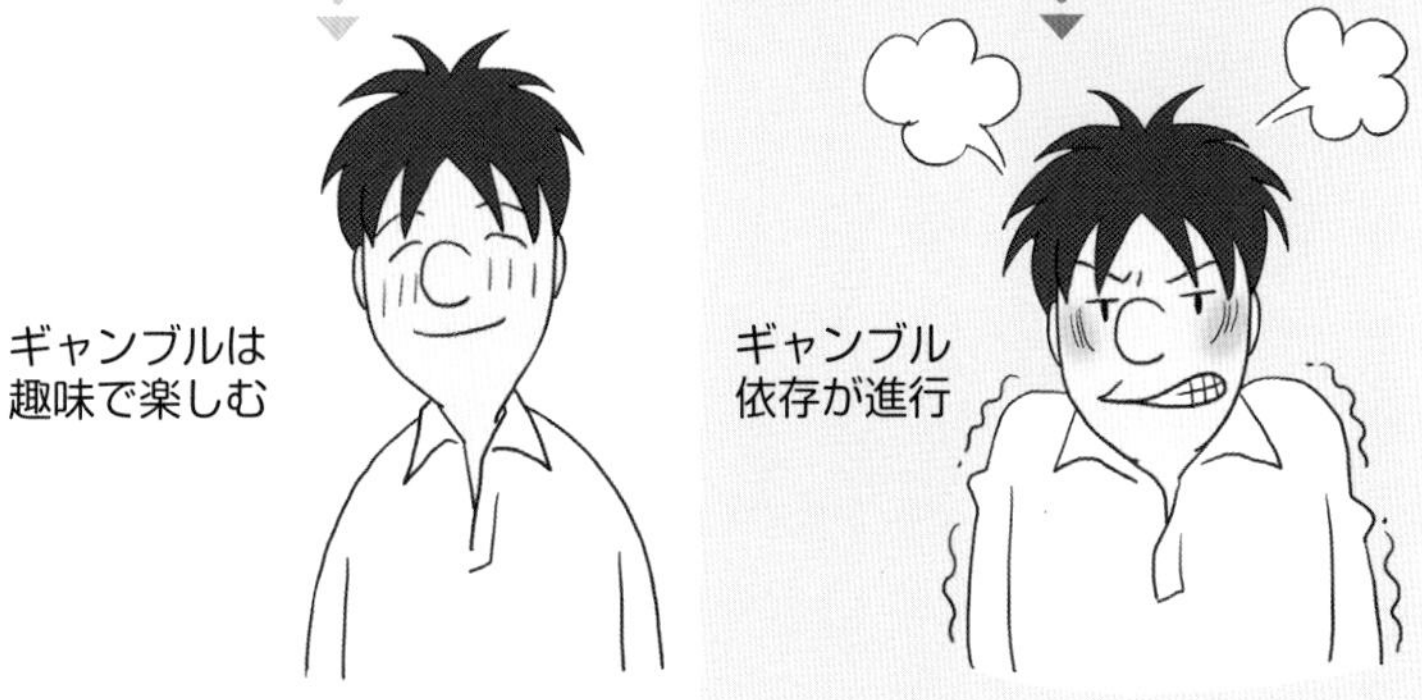
ギャンブルは趣味で楽しむ
ギャンブル依存が進行

認知の歪みに気づいて行動を修正するのが認知行動療法

認知行動療法をベースとした治療プログラム

テーマについて話し合う

認知行動療法がベースの治療プログラムとして多くの治療施設で行われているのが「標準的治療プログラム（STEP-G）」です。

STEP-Gは、ギャンブル依存の患者が複数人参加し、ギャンブルについて困っていることや、問題だと思っていることをいっしょに考え、回復をめざすものです。

1回60～90分ほどの治療プログラムを、専用のテキストを用いながら、全6回のセッションを行います。セッションのはじめには、医師や臨床心理士が、治療の内容や目的などを説明します。また、「互いの意見を尊重すること」「課題に取り組むこと」「ここで聞いた話を口外しないこと」といったルールを説明し、参加者の体調の確認も行います。

毎回のセッションでは、その日の課題に全員で取り組みます。セッションは6回ともテーマが異なっており、まずはギャンブル依存という病気についての理解を深めることから始まります。

次に、ギャンブルのメリット・デメリットや、ギャンブルの引き金となる出来事と認知・行動のつながりを考えるなどして、ギャンブルにかかわる考えと行動を見直していきます。

各セッションでは、テーマに沿って話し合い、自分の状況を振り返りながら、今後の対策を考えます。毎回のプログラムでは、宿題が出されます。2回目以降は、前回の宿題を提出し、宿題の感想を言い合ったりします。

このような過程を通して、考えや行動を見直すことで、次第に脳の機能も回復してくると考えられています。

「標準的治療プログラム STEP-G」の進め方と課題

久里浜医療センターで実施されている認知行動療法である
「標準的治療プログラムSTEP－G」の進行と主な課題をみてみよう

各回の進め方

1回60～90分のセッションが6回。臨床心理士や医師が司会を務め、ギャンブル依存患者4～5名で行う

治療の概要、ルールの説明 → 宿題の確認（前回の宿題を提出し、感想や意見を話し合う） → 課題に取り組む（テーマが与えられ、自分のことを振り返ったり、対策を考えたりする） → まとめと宿題の提示

6回のテーマと主な課題

1回 自分にとってギャンブルとは？	・ギャンブル依存の特徴やメカニズムなど病気について知る ・自分のギャンブル行動を振り返り、メリット、デメリットを書き出す ・ギャンブルに使ったお金を計算し、行動を見直す
2回 ギャンブルの「引き金」について	・ギャンブルをはじめてしまう状況、時間、感情、きっかけを書き出し「引き金」を知る
3回 引き金への対処とギャンブルへの渇望	・引き金への対処法を考える（例：ギャンブル仲間と会わない、お金を持ち歩かない、イライラしたらパチンコ屋ではなくジムに行く） ・ギャンブルへの渇望といった思考を止める方法を知る（思考ストップ法：深呼吸する、輪ゴムを手首につけてパチンと弾き刺激で気持ちを切り替えるなど） ・気分をリラックスさせるリストをつくる（例：雑誌を読む、手紙を書く、散歩する、家事をするなど）
4回 生活の再建・代替行動	・ギャンブルのかわりになる、楽しい活動のリストをつくる ・ギャンブルのない1日の過ごし方を考える
5回 考え方のクセ	・ギャンブルでよくある考え方のクセを知り、違う考え方をした場合を想像する
6回 1～5回のまとめ	・ギャンブル依存に関する知識を再認識する ・ここまで続けられたことで回復に近づいたことに気づく ・再発はおこりうることを認識する

入院治療

2ヵ月の入院で回復をめざす

ギャンブル依存は、基本的には通院治療が可能です。しかし、通院治療ではギャンブルをやめられない場合や、ギャンブル依存以外にうつ病などの合併症がある場合には、入院治療を行います。

一般的に、入院期間は2ヵ月ほどです。その間に、環境を変えて治療に専念することで、「健康の回復」と「生活の立て直し」という2つの目標達成をめざします。

入院期間を終えると、その後は通院治療に切り替えられますが、合併症がある場合は、その状態によって入院期間がのびることもあります。

入院中は、認知行動療法をはじめとして、さまざまな治療を行います。退院後の生活を想定して、心と体を整える「作業療法」や、社会での自立した生活をめざす「ソーシャルスキルトレーニング（SST）」など、退院後に問題なく生活できるようにするための治療に取り組みます。合併症がある場合は、薬物療法も行うことがあります。

さらに、依存についての勉強会や屋外活動などを組み込んだプログラムが実施されます。各プログラムは1～2時間ほどで、空いている時間は入院患者同士で話をしたりします。その対話の中からも、回復へのきっかけをつかめることがあります。

状態が安定してきたら、外出や外泊の訓練を行い、病院から離れてギャンブルの制限がない状況でも、ギャンブルをせずに済ませられるかを確認します。

入院治療終了後には、再発予防のために、通院でのアフターケアを受けます。スマートフォンのアプリを使い、医師やほかの患者とつながりながら、フォローアップしていく新たな試みも行われています。

入院治療でのプログラム

入院生活はどのようなものか、久里浜医療センターでの
1週間のプログラムやよくある疑問からみてみよう

1週間のプログラム例

病気について知る勉強会、通院治療でも行われる認知行動療法のほか、作業療法や退院準備プログラムなどが組み込まれている

曜日	午前	午後
月曜日	勉強会	作業療法（退院準備プログラム）、フィールドワーク
火曜日	認知行動療法	
水曜日	作業療法（セルフケアプログラム）	
木曜日	作業療法（退院準備プログラム）	
金曜日	勉強会	作業療法（オープンカフェ）
土・日曜日	外泊訓練（経過により判断）	

作業療法（P99）には、WRAP（元気回復行動プラン）、マインドフルネスなどのほか、久里浜医療センターではセルフケアプログラムや自由参加型のオープンカフェなどを実施

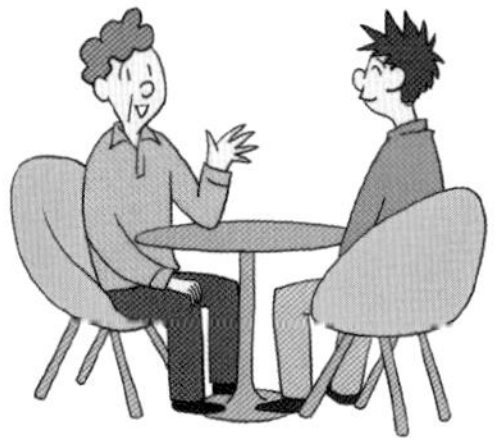

プログラムのない時間は、
共有スペースで患者同士話をしたり、
散歩をしたりするなど自由に過ごす

入院生活のQ＆A

Q1
病室は個室？大部屋？

医療機関にもよるが、久里浜医療センターではどちらか選べる

Q2
入院中はずっとベッドにいなくてはだめ？

基本的に体の病気がないため、施設内で自由に過ごしてよい。パジャマでなく楽な服装でOK

Q3
家族に会える？

面会は可能。退院が近づくと、退院後の生活について、家族を交えて医師と面談を行うこともある

Q4
退院がのびることはある？

基本的には2ヵ月で退院となるが、退院後に入居予定の回復施設の状況によってのびるケースもある

Q5
退院したら、また元に戻るのでは？

退院後も定期的に通院することになり、認知行動療法の外来治療によって再発を予防する

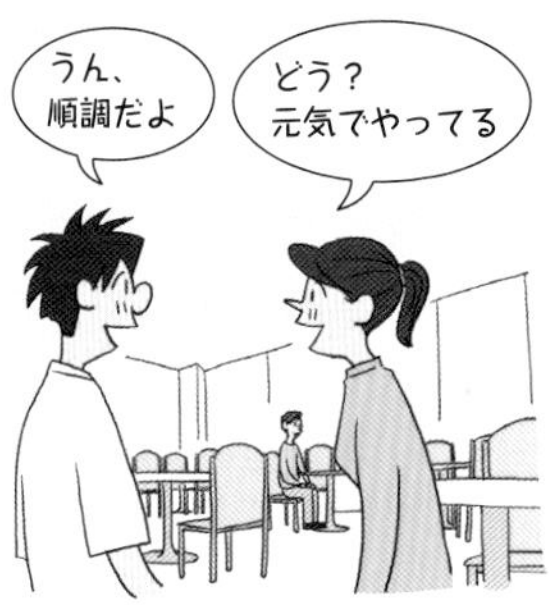
どう？
元気でやってる
うん、
順調だよ

入院中のプログラムは？

久里浜医療センターにおけるギャンブル依存の入院治療の中には、依存について知る「勉強会」や、作業療法のプログラムが組み込まれています。

作業療法として、百円ショップで売っているグッズなどを使って手軽に運動を行う「セルフケア」など、体や手指を動かす内容を中心にして、ほぼ毎日何らかのプログラムが実施されています。

退院後の生活に備える「退院準備プログラム」は、時間の使い方や食事、生活のバランスなど、各回テーマを変えて行います。退院したOBやハローワークの職員などから話を聞くこともあります。

希望制のプログラムとして、「オープンカフェ」があります。これは、「自分に必要な作業を処方する」のがテーマのプログラムです。自分のそのときの体調・感情をチェックし、「今できること」として作業を選んで実践します。

心の状態を意識できる「WRAP」

精神疾患の治療プログラムである「WRAP（ラップ）」も、入院中に行われることがあります。WRAPは、日本語では「元気回復行動プラン」と呼ばれているプログラムで、自分の心の状態を意識しながら、生活を営むための行動プランです。

WRAPを作成するには、まず日常を振り返ることからはじめます。そうやって、元気でいるためにしていることや、不快さを招く出来事、不調がおこりそうなサインなどを見つけ、自分が元気になるための方法を導き出します。それを、元気のための「道具箱」と呼びます。WRAPは、認知行動療法と似ている部分はありますが、認知行動療法のように、その人の考えや行動を正そうとする教育的・訓練的なものではなく、自分に合った対処法によって、「よい自分の状態」に目を向けるのが特徴です。

さまざまな作業療法

久里浜医療センターで取り入れられている作業療法例

セルフケアプログラム

退院後の生活で取り入れられる、リラクゼーションや、脳トレ、筋トレなどを実践する

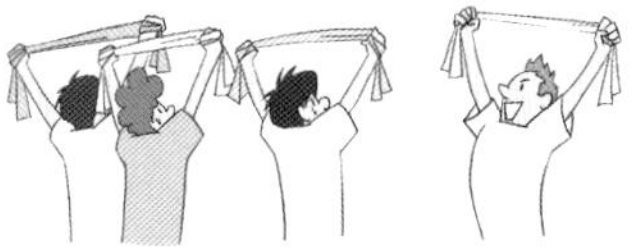

例：ハンドクリームを使った筋弛緩法、リラックスボールによるツボ押し、セラバンドの筋トレ、認知トレーニングなど

オープンカフェ

そのときの心身の状態に合わせて、やりたい活動を行う

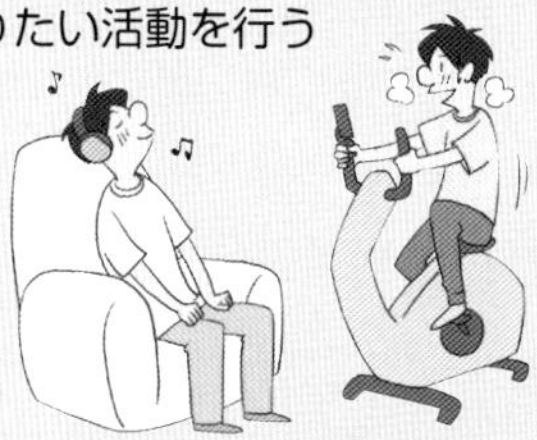

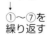

例：エアロバイク、音楽鑑賞、映画鑑賞、アロマテラピー、クラフトなど

フィールドワーク

施設近くの海岸散策など、屋外でのプログラム

退院準備プログラム

退院後の社会復帰のため、OB やハローワークの職員を招いて話を聞いたり、退院後に入所希望の回復施設や就労希望施設を見学しに行ったりすることもある

WRAP®（Wellness Recovery Action Plan／ラップ）

「元気回復行動プラン」と呼ばれ、いい状態の自分をつくるための、いわば「自分のトリセツ」のようなもの。「自分がよい状態＝元気」でいるためにすることをリストにした「元気の道具箱」をつくって活用する

元気の道具箱をリストアップ

例えば…
休息／人の関係性／居住や生活空間など
↓
さらに具体的に…
・友達と話す
・温泉に行く
・カラオケに行く
・図書館に行く
・たまってきた仕事を片付ける
・朝の支度を◯時までに終える
・家事をしない日をつくる
など

元気の道具箱を活用する

①リストを目につくところに貼る
②１日１回は見るクセをつける
③ときどき、役に立ちそうな道具をリストから選ぶ
④選んだ道具を実践してみる
⑤やってみてどうかを味わってみる
⑥続けていく、組み合わせていく
⑦定期的にリストを修正し、改善する
↓
①～⑦を繰り返す

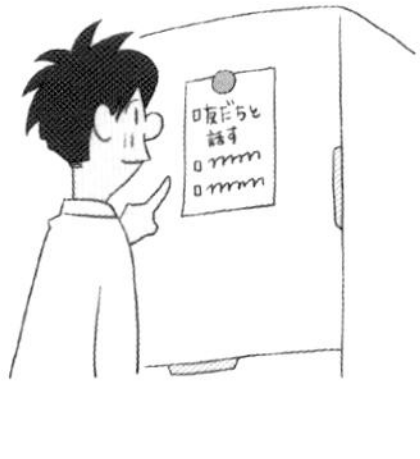

ギャンブル依存の薬物療法

合併症に薬物療法を行う

現時点で、ギャンブル依存に効果があるとして、正式に認可されている薬物は存在しません。そのため、ギャンブル依存の治療では、基本的に薬物療法は行いません。

しかし、患者さんにうつ病などの気分障害や、不安障害といった精神疾患がみられる場合には、それらに対して薬物療法を行うことがあります。

ギャンブル依存治療薬の未来

ギャンブル依存の治療薬については、現在さまざまな検討や研究が行われています。抗うつ薬やオピオイド拮抗薬、グルタミン酸作動薬、気分安定薬といった薬物が、ギャンブル依存に有効なのではないかと検討している研究があり、医学論文として発表されています。

抗うつ薬のなかでも、ギャンブル依存に有効性が検討されたのは、パロキセチン、フルボキサミン、セルトラリンなどです。しかし、効果を認める結果と、反対に効果を否定する結果の両方が存在し、結果が一致していません。

オピオイド拮抗薬では、ナルトレキソンやナルメフェンについての有効性が検討されています。両者ともギャンブルへの欲求を弱め、ギャンブル行為を減らす効果が示されているため、ギャンブル依存の治療薬として有望と考えられています。

そのほかにも、リチウム、トピラマート、オランザピンといった薬物について、ギャンブル依存への効果が検証されていますが、研究の数が少なく、さらに検討・研究が必要とされています。

薬物使用のケース

一般的なギャンブル依存	心理的な症状がみられるギャンブル依存	うつ病などの合併症があるギャンブル依存
薬物療法はなし（薬物効果は検証中）	症状軽減のため精神症状への薬物療法が行われる	薬物療法を行う
ギャンブル依存に有効性が認められた薬剤は現在のところ存在しない。抗うつ剤、オピオイド拮抗薬など、ギャンブル依存にも有効な可能性が示されている薬もあるが、いずれも検証段階である	ギャンブル依存の関連症状として抑うつ症状、自殺願望、衝動性などの精神症状が強くでているケースでは、ギャンブル依存とこれらの症状を分けて考え、精神症状を軽減させる薬が使われることがある	アルコールやニコチンなどほかの依存、うつ病や不安障害といった合併症があるケースでは、ギャンブル依存の治療と並行して、薬物による合併症の治療が行われる

ギャンブル依存の薬物に関する研究

パーキンソン病患者に用いられるドーパミン作動薬によってギャンブル依存が引き起こされることは知られている（P70）。このように脳に作用する薬物でギャンブル依存が出現するということは、逆にギャンブル依存は薬物療法が可能だとも考えられる。

また、ギャンブル依存と共通点の多いアルコール依存での薬物療法が、アルコール依存を併存する、または家族歴のあるギャンブル依存患者に効果があったという報告もあり、今後の研究が期待される

検証中

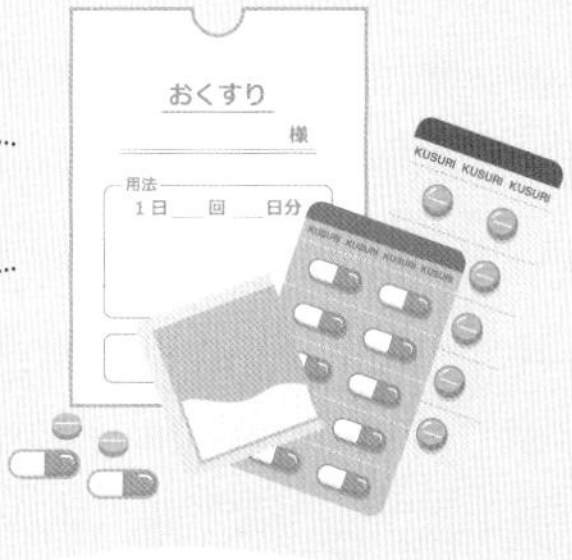

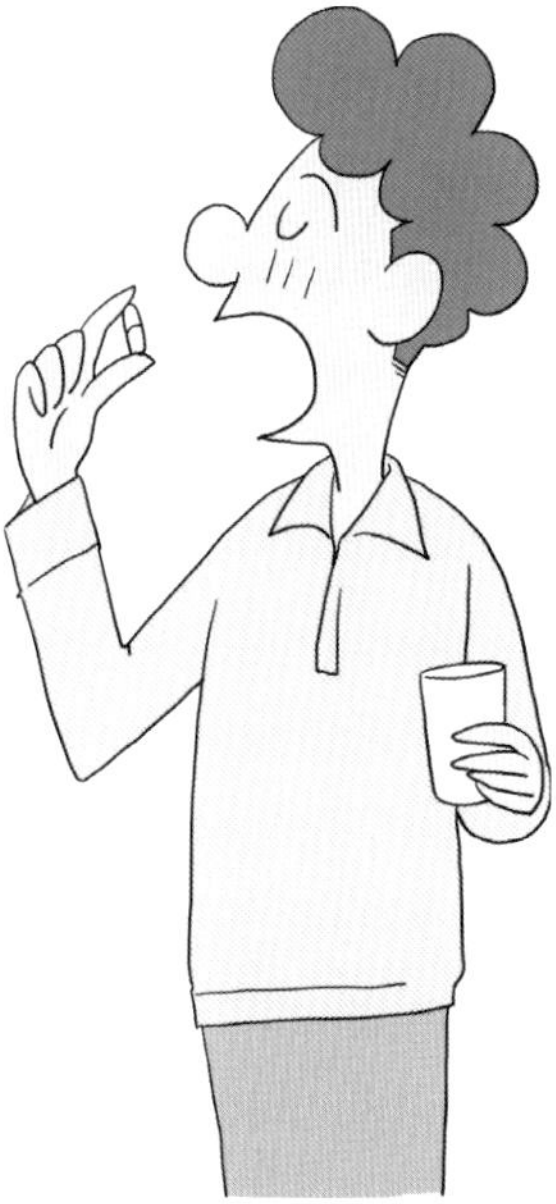

薬物で関連症状や合併症を治療することで、ギャンブル依存の治療もスムーズに進む

治療成功のカギは家族にもある

依存的行動の尻ぬぐいをしない

ギャンブル依存の人の家族は、本人のギャンブルにかかわる事柄について、無意識またはやむをえず手助けをしていることがあります。

代表的なものとしては、借金の肩代わりです。本人を怒らせたくなくて、ギャンブル用のお金を渡したり、ギャンブルに行った本人の代わりに、職場に欠勤の電話をしたりといった事例もあります。

こういった「本人の依存的行動の尻ぬぐい」としての行動・行為のことを、「イネイブリング」といいます。また、イネイブリングをしてしまう人を、「イネイブラー」と呼びます。

イネイブリングは、家族などのイネイブラーからすると、「尻ぬぐいをしたのだから、その恩に報いてほしい」「本人と争わず、穏便に済ませたい」「依存をほかの人に知られたくない」という気持ちのあらわれでもあります。

しかし、尻ぬぐいをしてもらうと、本人はギャンブルによる問題に気づくことができず、かえって状況を悪化させてしまいます。たとえば、借金の肩代わりをすると、本人が借金返済という義務を果たしていないため、借金が問題になっているとは気づかず、借金を繰り返す原因にもなります。

つまり、イネイブリングは、本人がギャンブル依存を克服する妨げになっているのです。

ギャンブル依存の人が回復するには、家族がイネイブリングを行わないことが大切です。本人と適切な距離をとり、「もうお金は渡せません。病院で治療を受けるべきです」ときっぱりと伝えることが、結果的に問題を最小限にとどめ、依存からの回復を促すことにもつながります。

注意したい「イネイブリング」

ギャンブル依存者に対して、よかれと思ってやったり言ったことが逆に症状を進行させてしまうことがある。これを「イネイブリング」という

よくあるイネイブリングの例

借金の肩代わり

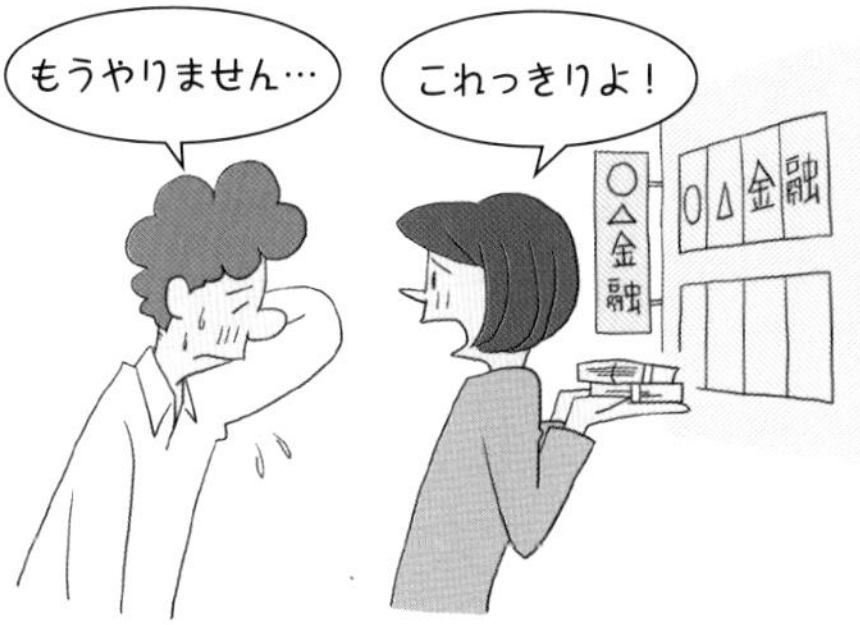
もうやりません…
これっきりよ！
○△金融
○△金融

嘘の片棒を担ぐ

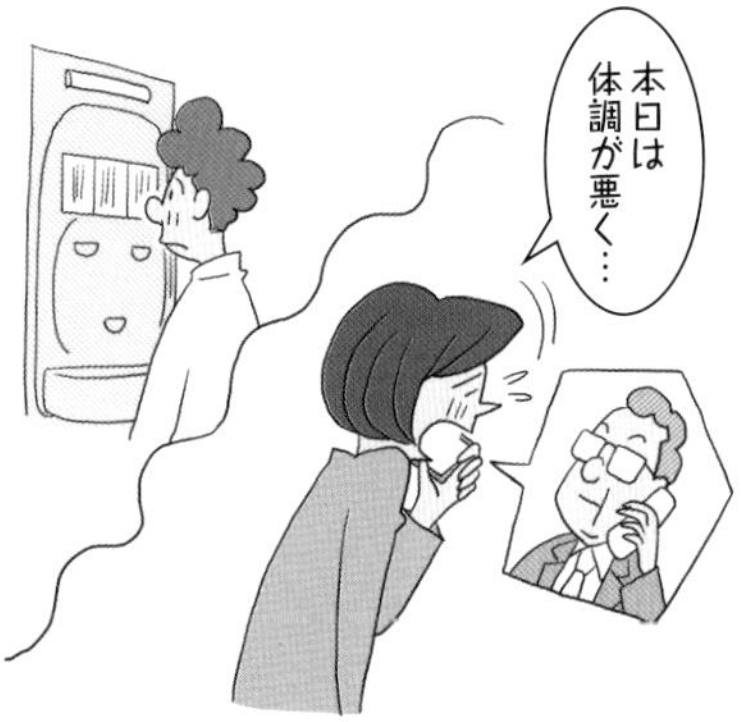
本日は体調が悪く…

イネイブリングの心理

問題を家族以外に知られたくない

借金がなくなれば一からやり直せる

問題を大きくしたくない

恩に感じてやめてくれるのでは

借金がなくなったからまたお金が借りられる！

会社にバレなかった！またギャンブルに行っても大丈夫

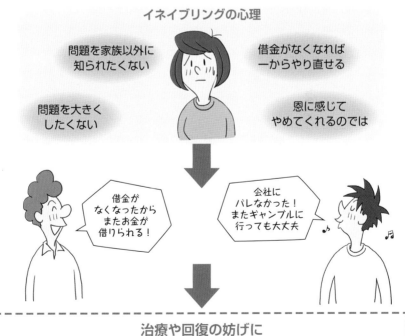

治療や回復の妨げに

治療が終了したら

治療後は経過観察に

通院や入院での治療を終えると、ギャンブルをしなくても生活できるようになります。しかしそれは、ギャンブル依存の回復におけるゴールではありません。その先の長い人生において、ギャンブルをしない状態を保てることが、治療のゴールといえます。

治療が終わったあとには、ギャンブルを断ったままでいられるように、経過観察を行います。個人差はありますが、2～8週間ごとに定期的に通院し、医師の診察を受けながら再発予防を行います。

習慣化アプリを使った新たな試み

コロナ禍を経て、遠隔でも可能なサポートツールとしてスマートフォンの習慣化アプリによるフォローアップが試みられています。

習慣化アプリは、数人のグループをつくり、そのなかで毎日の行動を報告し合い、習慣化を目指すためのサポートツールです。

このアプリを、ギャンブル依存の治療後の経過観察に使用する場合には、専門家1人と、数人の患者さんでグループをつくり、毎日の生活について報告し合います。「ギャンブルをしたくなった」など、依存に関することだけでなく、1日の過ごし方なども投稿します。

自分の投稿に仲間からの反応があることで、ギャンブルを避ける行動が続きやすくなります。「報告するためにがんばろう」というモチベーションにもなり、投稿のネタを探そうと活動的にもなれます。

ただし、スマートフォンはオンライン・ギャンブルに依存している人にとっては危険なツールともいえ、慎重に検討が進められています。

スマホアプリを使ったフォローアップの試み

治療後、医療機関や依存と戦う仲間とつながることは脱ギャンブルに有効。
最近ではスマートフォン・アプリの活用も検討されている

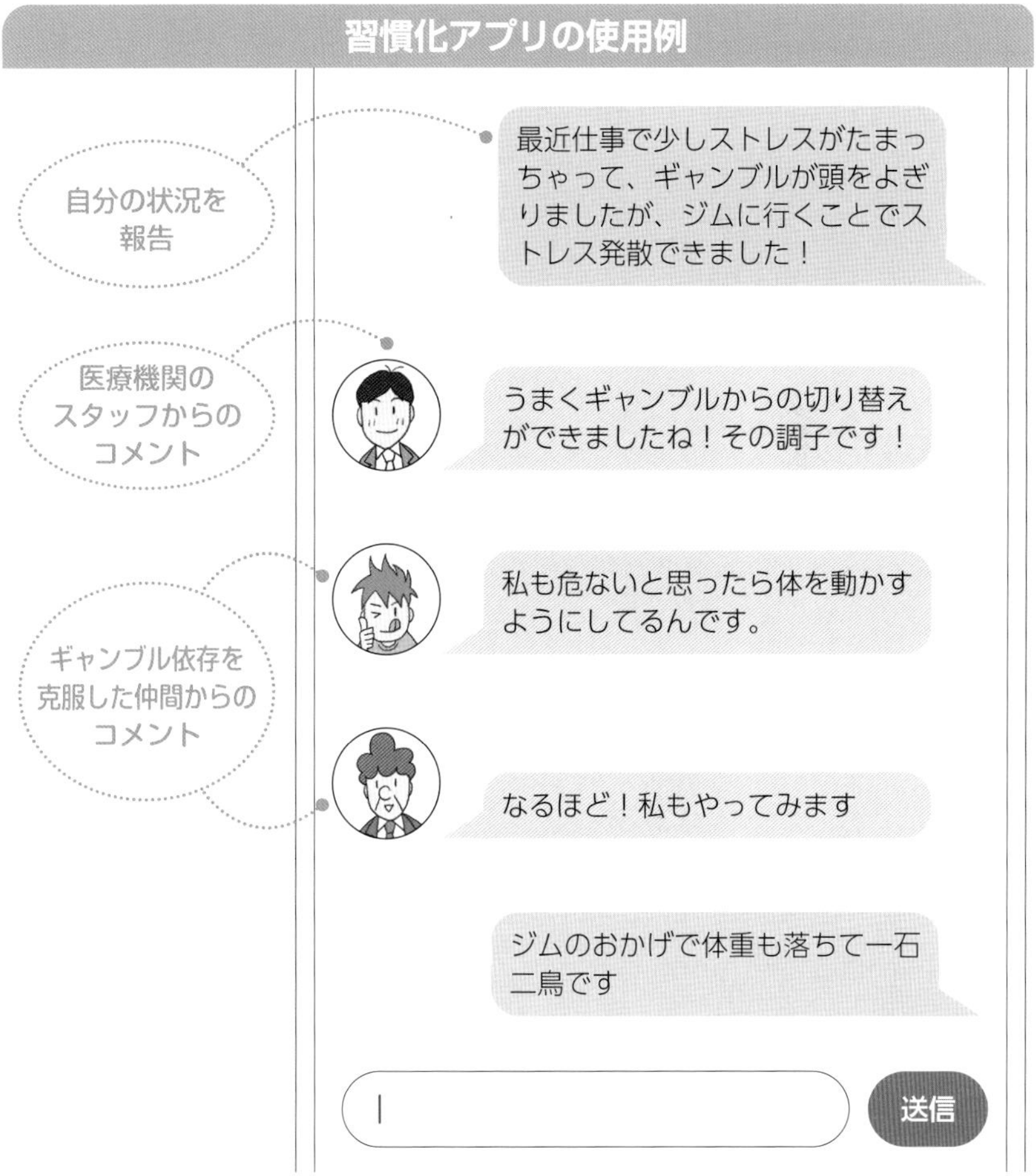
習慣化アプリの使用例
自分の状況を報告
最近仕事で少しストレスがたまっちゃって、ギャンブルが頭をよぎりましたが、ジムに行くことでストレス発散できました！
医療機関のスタッフからのコメント
うまくギャンブルからの切り替えができましたね！その調子です！
ギャンブル依存を克服した仲間からのコメント
私も危ないと思ったら体を動かすようにしてるんです。
なるほど！私もやってみます
ジムのおかげで体重も落ちて一石二鳥です
送信

メリット

- 孤立しない
- 情報交換ができる
- モチベーションが維持できる

デメリット

- オンライン・ギャンブルなどの再発リスク

再発してもあきらめない

再発自体が依存の症状の特徴

　ギャンブル依存の治療をした人へのアンケートでは、外来受診から6ヵ月後の段階で、56・3％の人がギャンブルをやめることができています。また、8割近くの人が、「ギャンブルの回数が減少している」と回答しています。

　このように、ギャンブル依存の治療には効果が認められますが、治療中や治療後に、治療前の状態に戻る「再発」をしてしまう人もいます。

　ギャンブル依存は、一般的な病気とは異なり、病気のもととなっている部分を手術や薬などで治せない病気です。そのため、治療によってギャンブルをやめられたとしても、ちょっとしたきっかけで再発がおこりやすいのです。

　これは、依存という病気が脳機能の異変によって引き起こされ、考え方や行動のクセを強く根付かせてしまうためで、再発自体が依存の症状の特徴であるともいえます。

　そのため、ギャンブル依存の治療のプログラムでは、「再発しやすさ」をふまえたうえで、再発予防の対策が組み込まれています。再発しやすさのもととなっている心理学的なメカニズムを把握し、再発を防ぐような取り組みを行います。

　もし、ギャンブル依存が再発してしまった場合には、正直に家族に打ち明け、専門の治療機関を受診しましょう。再発した自分を責めたり、失望したりしてしまうかもしれませんが、その気持ちはあなたが依存から回復しようとしている証といえます。再発からは、今後の対策について学べることがたくさんありますので、できるだけ早く受診・相談してください。

再発しても回数や金額は減る傾向に

外来でギャンブル依存治療を受けた人に、治療後６ヵ月後までの追跡調査を実施した結果、約半数が脱ギャンブルに成功していた。ギャンブルをやめられなかった人も、頻度や金額は減少傾向にあった

受診後のギャンブルの有無

1ヵ月後、3ヵ月後、6ヵ月後と、ギャンブルをした割合が増える傾向にあるが、約半数の56.3%はギャンブルをやめることに成功している

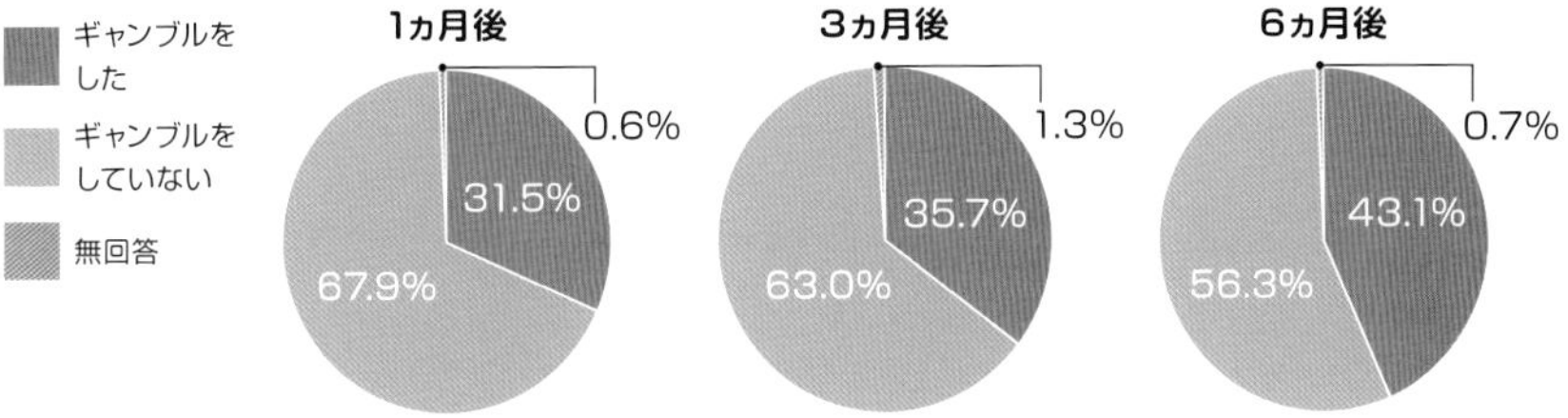

ギャンブル回数の変化（ギャンブルをしたと答えた人のみ）

ギャンブルはしてしまったものの、約８割の人が回数は減ったと答えている

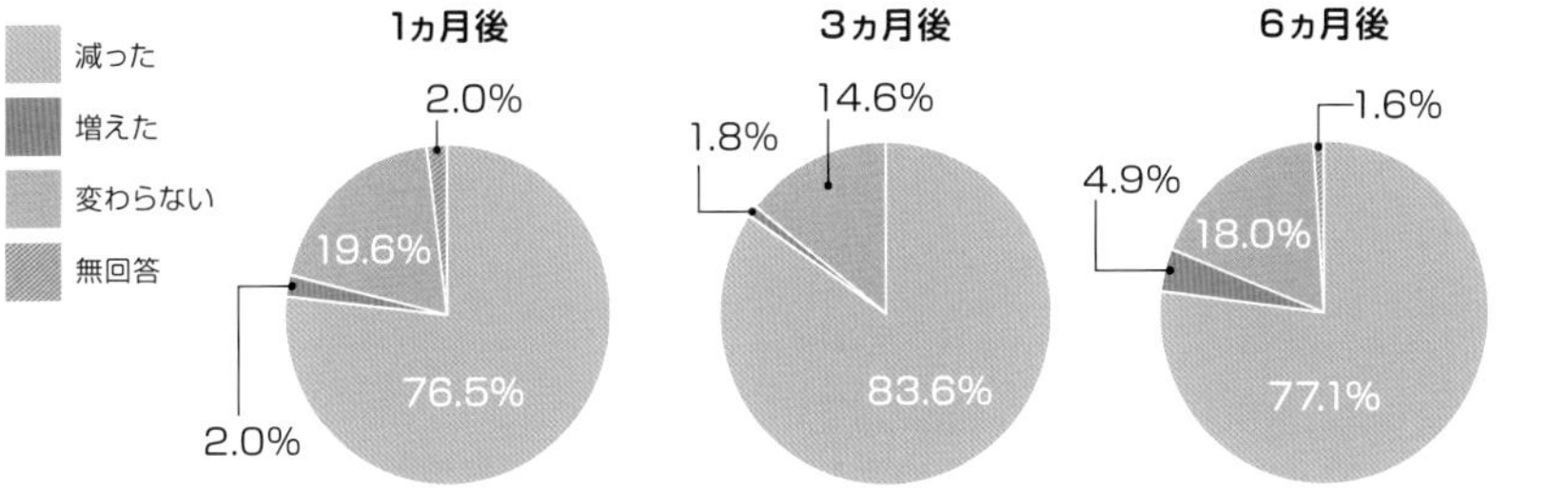

ギャンブルに使う金額の変化（ギャンブルをしたと答えた人のみ）

ギャンブルをしてしまったものの、約７割の人が金額は減ったと答えた

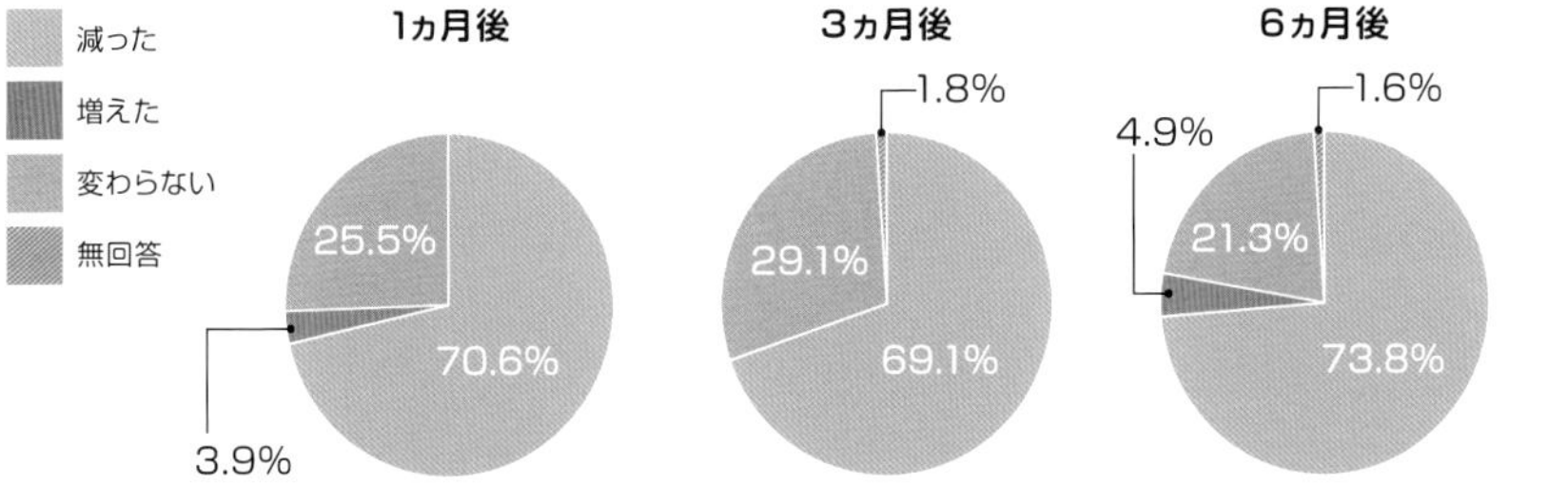

「ギャンブル等依存の治療・家族支援に関する研究　令和元年ー令和３年　総合研究報告書」松下幸生　より作成

再発防止のために①──トリガーを管理

トリガーを避けることで再発防止

ギャンブル依存からの回復で最も大切なのは、ギャンブルから距離を置くことです。そのためには、ギャンブルへの渇望を生み出すような「引き金（トリガー）」となるようなもの・ことを把握しなければなりません。

トリガーは、人によってさまざまです。手持ちのお金があれば、必ずギャンブルをしていた人にとっては、お金そのものがトリガーです。毎月25日の給料日に必ずギャンブルをしていた人にとっては、「25日」という日付がトリガーにもなります。

たとえギャンブルをやめていたとしても、トリガーとなるもの・ことに触れれば、軽い渇望や「1回だけなら」といった考え方のクセが引き起こされます。そこから強い渇望が生まれ、再びギャンブルに手を出してしまうこともあるのです。

再発やスリップ（P110）を防ぐためには、トリガーを適切に管理することが大切です。自分にとってのトリガーが何であるかを把握したら、できる限りトリガーから離れるようにします。

パチンコ店などのギャンブル場から離れるためにも、帰り道を変えてみたり、ギャンブルの仲間と会わないようにしたりといったことを、心掛けてみましょう。また、現金を持ち歩かないようにしたり、インターネット投票の会員登録を解除したりすることも効果的です。

加えて、トリガーに触れそうになったときの対処法も考えておきましょう。たとえば、お金がトリガーになっているならば、「余分なお金を手にしたときには、すぐに家族に預けるようにする」といった対処法を考え、実際に試してみるようにします。

よくあるトリガーとその対処法

ギャンブルのトリガーとなりうるものや状況を以下に挙げた。
例を参考に、自分にとっての対処法を考えてみよう

トリガー例	対処法の例
ギャンブル仲間	会わないようにする 連絡先の登録を消してしまう
コンビニ	できるだけコンビニには寄らない コンビニに行く時は誰かと行くようにする
パチンコ屋の前を通ったとき	パチンコ屋のある道は避ける
スポーツ新聞を読んだとき	スポーツ新聞は読まない
給料日の前、給料日、給料日の後	給料日前後はお金を余分に持たないようにする
休日の前日、休日、週末	休日前や週末は何か予定を入れる
1人で家にいるとき	なるべく1人になるのを避ける 家族に連絡を入れてもらうようにする
新聞の株価欄を見たとき	家族に株価欄を抜き取っておいてもらう
お酒を飲んだとき	ギャンブルができる時間は外で飲まない
家族と言い争いをしたとき プレッシャーがあるとき イライラしているとき	気を紛らわすストレス解消法を見つける ・ストレッチをする ・ジョギングをする ・カラオケに行く ・お茶を飲む ・音楽を聞く ・マッサージに行く ・おいしいものを食べる
体が疲れたとき、体調が悪いとき リラックスしたいとき	リラックスできる方法を見つける

再発防止のために②——スリップと再発

「スリップ＝再発」ではない

ギャンブル依存から回復するには、ギャンブルを完全に断つことが理想的です。しかし、長い間ギャンブルを続けてきた人にとっては、それはとても難しいことです。

そのため、治療中や治療後に、「ついつい」「うっかり」「少しだけなら」と、1回だけギャンブルをしてしまうことがあります。これを「スリップ」といいます。

スリップは、治療前の状態に戻る「再発」と同一視されることがありますが、両者はまったく別のものです。また、スリップは再発の前におこりやすいと考えられていますが、スリップをしたからといって、必ず再発するわけではありません。

もしスリップをしたときには、それを隠したり、ギャンブルの深追いをしたりはせず、必ず医師や家族に打ち明けてください。スリップは珍しいことではなく、多くの患者さんの回復過程でよくおこるものです。「スリップをした自分が恥ずかしい」と思ったり、「治療してくれた医師を裏切ってしまった」と自分を責めたりせず、「問題が小さいうちに気づけた」と思い、これからの対処を考えましょう。

スリップは、何らかのトリガーをきっかけにおこるものです。スリップをしたことをきっかけに、トリガーは何だったか、そのトリガーについての対処法を改めて考えることで、再発を食い止めることができるはずです。

実際、スリップをしたものの、回復をした人はたくさんいます。言い方を変えれば、多くの患者さんが、一度はスリップを経験しています。正しい治療を行いながら、回復をめざしましょう。

スリップに気づけば再発は予防できる

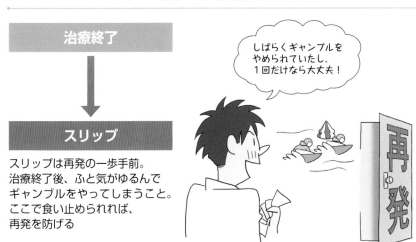

治療終了

↓

スリップ

スリップは再発の一歩手前。
治療終了後、ふと気がゆるんで
ギャンブルをやってしまうこと。
ここで食い止められれば、
再発を防げる

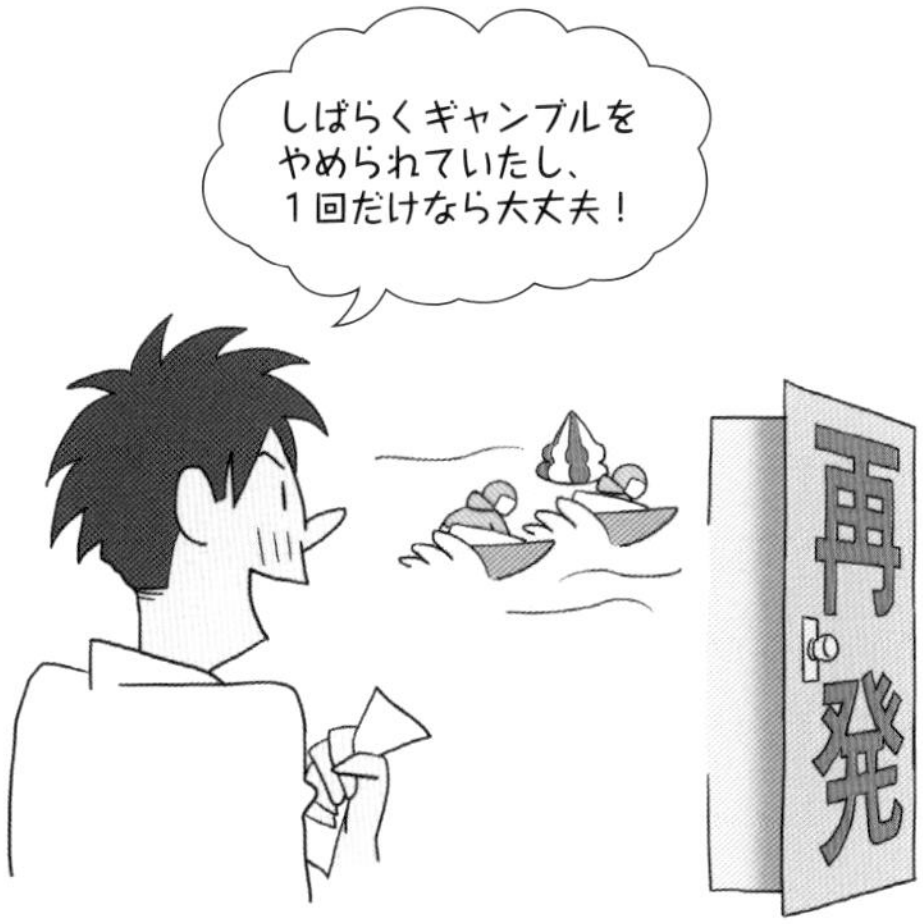
しばらくギャンブルを
やめられていたし、
１回だけなら大丈夫！
再発

CHANCE

スリップは再発予防のチャンスでもある

責めない・隠さない → 気づく → 再確認

自分はダメだと責めてはいけない。また、周りから責められたり、怒られることを恐れて隠したり嘘をついたりしない

ここで気づけたのがよかったと、前向きに考える。なぜ、ギャンブルをやってしまったのか、きっかけは何だったのか考える

ギャンブルをしない生活には何が必要か、この機会に再確認を。もし、またスリップしたとしても、気づくことができれば再発を防げる

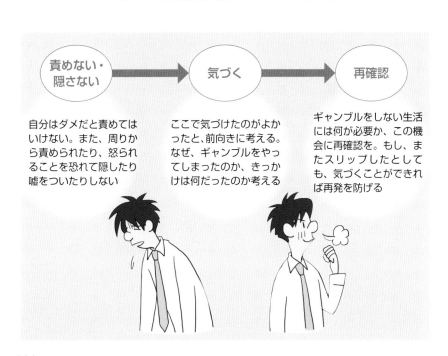

再発防止のために③──かわりの活動を考える

ギャンブルのかわりに別の活動を

ギャンブル依存の人が生活を再建するには、ギャンブルに費やしていた時間を、ほかの活動に割り当てる必要があります。

たとえば、会社帰りにギャンブルをしていたならば、かわりにジムに通ったり、少しでも時間があるとギャンブルをしていたならば、空き時間に掃除をする習慣をつけたりするようにします。

ギャンブル依存の人にとって、ギャンブルはとても大きな存在です。その存在を細かく分けるようなイメージで、ギャンブルに使っていた時間や手間を、ギャンブルとは無関係な活動に割り当ててみましょう。依存の傾向である「1つのことに、まわりが見えなくなるほどのめり込む」という状態を引き起こさないように、いくつかの活動に気軽に取り組むようにします。

仕事や日常生活だけでなく、読書や映画鑑賞、運動、家庭菜園……と、いろいろなことに取り組めば、退屈にならず、手持ちぶさたにもならないため、ギャンブルに戻ることを防ぐ効果があります。

また、達成感を得られるような活動や、自分以外の人のためになる活動を率先してやってみましょう。これらは、自分だけの楽しみとして行うギャンブルとはまったく異なるもので、日常生活を立て直すにはとても大切な活動です。

たとえば、食事の準備をすることは、コツコツとがんばれば次第に上達し、達成感を得られるうえに、家族をよろこばせることもできます。そこで得られた達成感や、家族のよろこぶ様子を見た幸福感は、ギャンブルでは得られないものであり、ギャンブルでの快楽以上のものをもたらすはずです。

ギャンブルの時間をワクワクする活動に割り当てる

今までギャンブルに費やしていた時間に何もしなくなると
それがストレスになって、またギャンブルをはじめかねない。
ギャンブルにかわる活動で行動のバランスをとろう

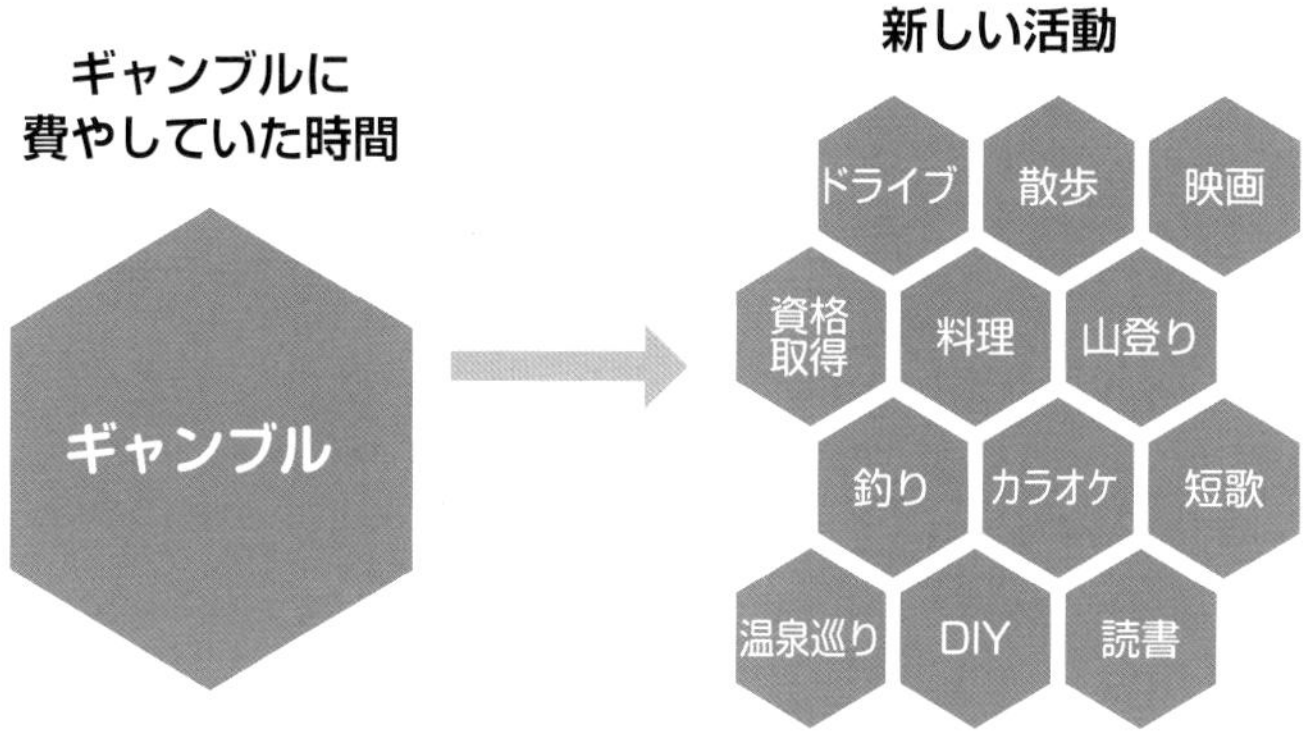
ギャンブルに
費やしていた時間
ギャンブル
新しい活動
ドライブ
散歩
映画
資格取得
料理
山登り
釣り
カラオケ
短歌
温泉巡り
DIY
読書

ギャンブルにかわる活動をリストアップ

ポイント1
ワクワクする活動

何より、自分が楽しいと感じることが大事。リラックス感も得られ、ギャンブルの引き金になりかねないストレスも解消できる

ポイント2
達成感が味わえる活動

続けることで上達するような活動を選ぼう。誰かに評価されることで達成感を得られ、自己肯定にもつながる

ポイント3
社会的活動

他人と接することで社会性を維持でき、新たな生活再建にも役立つ。自助グループに参加するのもよい

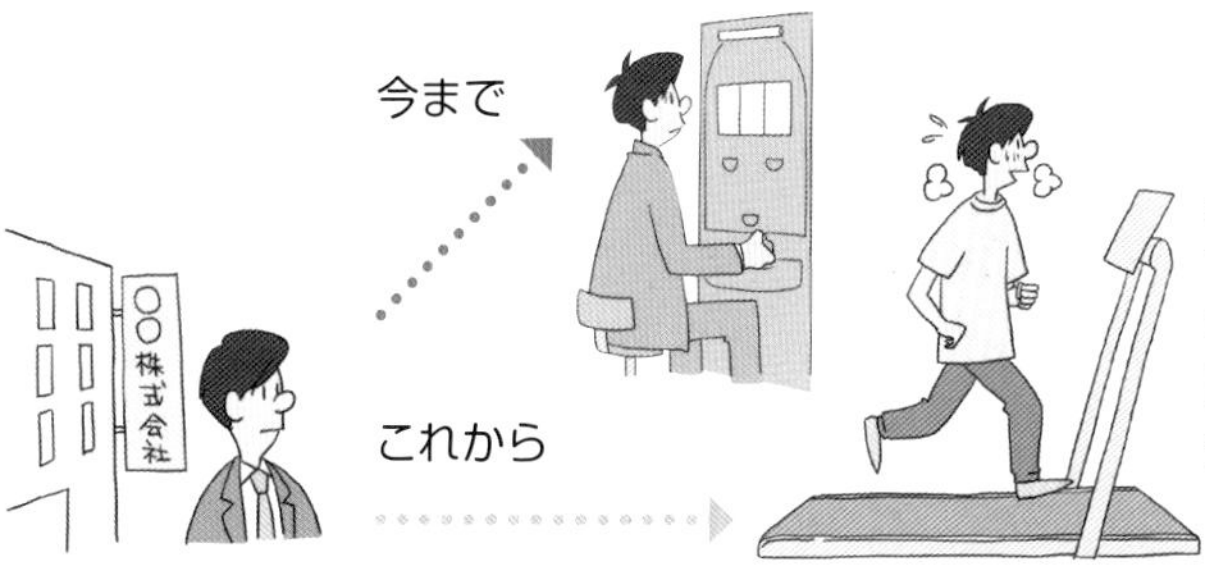
今まで
これから
○○株式会社

会社帰りにパチンコをするのが習慣になっていた人なら、会社帰りに立ち寄れるジムに入会するのもよい

再発防止のために④——考え方のクセを修正

世間一般の考え方を知る

ギャンブル依存の人の考え方（認知）には、クセが生じています。

たとえば、ギャンブル依存の人は、ギャンブルで負け続けているにもかかわらず、「次は必ず勝てる」と思い込んでしまうことがあります。これは、「負け続けている」という現実を無視した、考え方のクセといえます。

考え方のクセは、どんな人にも多少なりともあるものです。しかし、ギャンブル依存の人は、ギャンブルに対する考え方のクセがあまりにも強すぎるため、ギャンブルへとのめり込み、日常生活に支障をきたしてしまうのです。

ギャンブル依存の回復・再発防止のためには、この考え方のクセに気をつける必要があります。そこで、認知行動療法などの治療でも行うように、自分のギャンブルに対する考えに関して、「その考えに確証はあるのか？」「ほかの人に説明しても、納得してもらえる考えなのか？」と自ら問い掛けるようにします。

これにより、自分の考え方と、世間一般での考え方とでは、どのような違いがあるのか、いかに自分の考えが非合理的なものなのかを知ることができます。違いや非合理性に気づけば、自分の考えのかたよりを修正し、世間一般の考え方に沿うこともできるようになります。

左ページに、ギャンブルでよくある考え方のクセを挙げています。もしスリップしてしまったら、こんな考え方をしていなかったか、合理的な考えだったか、他の人ならどう考えたかと今一度考えることで、再発防止につながります。

ギャンブル依存でよくみられる考え方のクセ

ギャンブル依存にありがちな考え方のクセを以下にまとめた。
あてはまるものがあれば、本当にそうなのかを考え、改めよう

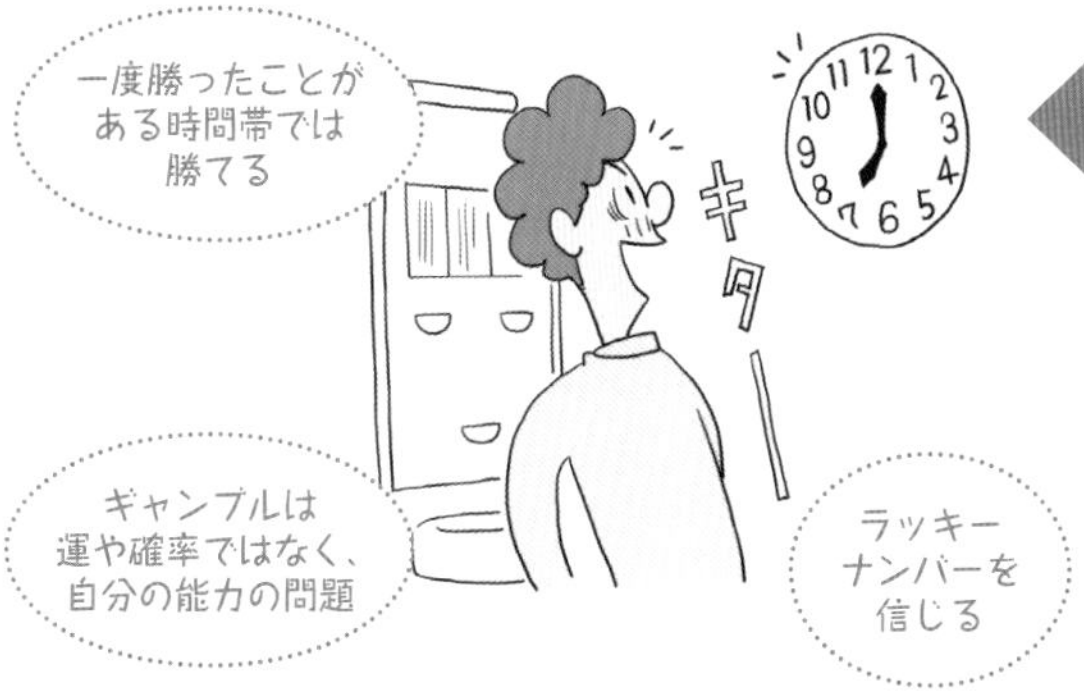
一度勝ったことがある時間帯では勝てる
キター
ギャンブルは運や確率ではなく、自分の能力の問題
ラッキーナンバーを信じる

コントロールの錯覚

本来、ギャンブルは運と確率に左右されるものだが、勝った時の状況などを過剰に信じ、勝てると思い込む

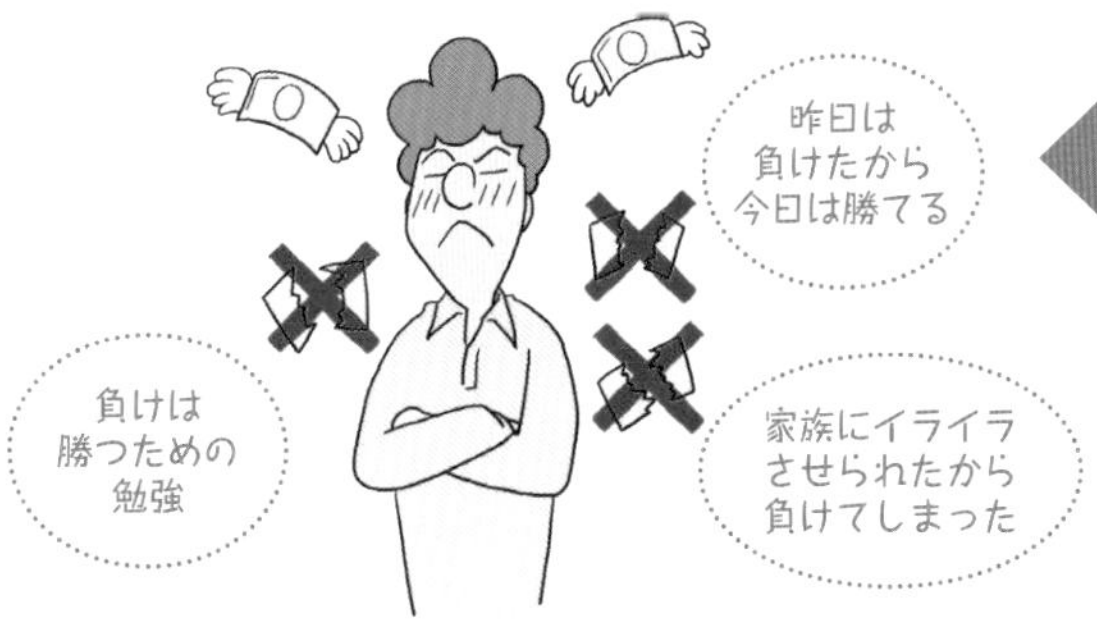
昨日は負けたから今日は勝てる
負けは勝つための勉強
家族にイライラさせられたから負けてしまった

ギャンブル結果の解釈のかたより

ギャンブル結果を自分の都合のいいように解釈する。勝ったのは自分の能力で、負けたのは他人のせいにしがち

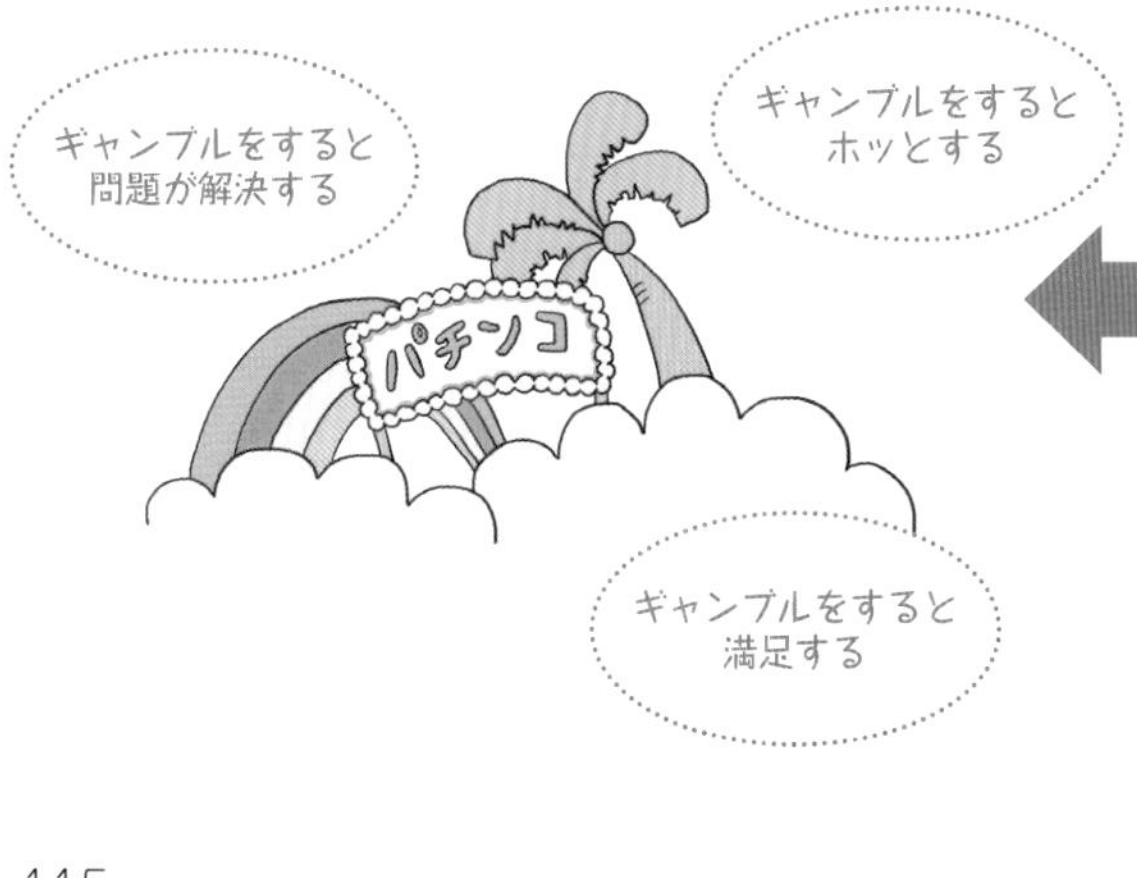
ギャンブルをすると問題が解決する
ギャンブルをするとホッとする
ギャンブルをすると満足する

ギャンブル行動への誤った期待

ギャンブルが自分にとってプラスのものと思い込む。ギャンブルで幸せになれたり、リラックスできると考えてしまう

再発防止のために⑤——活動記録をつける

ギャンブルをしそうな時間を把握する

ギャンブル依存の治療では、患者さんに1週間の活動記録をつけてもらいます。

STEP-G（P94）では、1日を1時間ごとに区切った記録表を用いて、どの時間にどんなことをしていたのかを、患者さん自身に書いてもらいます。こういった活動記録によって、生活のリズムを目に見える形にすると、自分の活動の傾向がわかったり、不規則な生活を見直すきっかけにもなります。

治療後も、この活動記録を書くことは役立ちます。生活の中で「ギャンブルをやりたい」と思った時間がなかったかをチェックし、ギャンブルをしたいと思った時間があったならば、それはいつ、どのような状況でおこり、どのような考えが浮かんだのかについても、記録します。

また、記録の中にある、空いている時間や暇な時間にも注目してみてください。手持ちぶさたにもなりやすいその時間帯に、ギャンブルをしそうにならないかを確認し、再発を防ぐようにします。

さらに、この記録によって、トリガーが何であったかを自覚し、トリガーを避けるための手立てを考えたり、今後のギャンブルへの渇望を予防したりするための参考にします。

ギャンブルのない生活の計画を

記録をすることで、現在の活動の状況を把握したら、今度はギャンブルをせずに毎日を過ごすことができるように、活動計画をつくります。ギャンブルをしていた時間に楽しい活動をいくつも入れていけば、ギャンブルをしなくても毎日を楽しく過ごせることに気づけるはずです。

活動記録と活動計画

活動記録から行動パターンを知る

ギャンブルをしているときを振り返って記入したり、治療後も日々記録して、生活を見直そう

ギャンブルをしたいと思ったときには印をつける。なぜそう思ったのかも書き留めてトリガー管理に役立てる

そのときに感じたことも書き込む。手持ちぶさただとギャンブルのことを考えかねない。趣味の時間に割り当てるなど工夫を

時間	10月1日(金)	10月2日(土)
6:00	起床	
7:00	朝食	
8:00	出勤	起床
14:00	↓	↓
15:00	↓	買い物
16:00	↓	★場外馬券売り場を通った
17:00	↓	↓
18:00	退社	帰宅
19:00	帰宅	夕食
20:00	夕食	テレビ
21:00	テレビ	↓
22:00	手持ちぶさた	↓
23:00	↓	入浴
0:00	入浴	就寝
1:00	就寝	↓

活動計画を立てて生活リズムをつくる

1日の活動計画は、できるだけ細かく予定を入れよう。実践できると達成感や満足感にもつながる

仕事の日、休日、ジムの日、釣りの日など、パターン化して計画を立てるとリズムが整いやすい

時間	10月1日(金) 仕事の日	10月2日(土) 休日・ジムの日
6:00	起床	
7:00	朝食	
8:00	出勤	起床
13:00		昼食
14:00	↓	↓
15:00	↓	ジム
16:00	↓	↓
17:00	↓	↓
18:00	退社	帰宅
19:00	帰宅	夕食
20:00	夕食	テレビ
21:00	夕食後片付け	読書
22:00	プラモデル	入浴
23:00	入浴	ストレッチ
0:00	ストレッチ	就寝
1:00	就寝	↓

巻末（P156）に記録シートのサンプルを掲載しています。コピーして活用してください

再発防止のために⑥――還元率を知る

「お金がどのくらい返ってくるか」を知る

還元率とは、元のお金と比べて、どのくらいの金額が返ってくるのかを表す割合のことです。ギャンブル依存から回復するには、ギャンブルの還元率を知っておくことが効果的といいます。なぜなら、還元率を知ると、ギャンブルがどれだけ勝てないものであるかを、客観的に知ることができるためです。

たとえば、還元率が110%のギャンブルに100円を賭けたとしたら、110円になって戻ってきます。これだと、10円得したことになります。しかし、還元率が90%のギャンブルであれば、100円を賭けた場合には、90円しか戻ってこないことになり、10円損をしてしまいます。

つまり、還元率100%を超えないギャンブルは、損をする可能性が非常に高いといえるのです。

日本のギャンブルの還元率は?

では、日本でのギャンブルの還元率をみてみましょう。宝くじでは45・7%、競馬などの公営ギャンブルで74・8%、サッカーくじで50%です。いずれも還元率は100%を超えていません。

また、公営ギャンブルの還元率が高いように思えますが、ほかのギャンブルと違い、公営ギャンブルの当選金には税金がかかります。そのため、実質的な還元率は58・5%です。

さらに、1日に何レースも行われている公営ギャンブルでは、3回賭けたときの還元率は42・2%と、宝くじよりも下回るとされています。

つまり、ギャンブルで負けを取り戻そうということは、まったく現実的ではないのです。

ギャンブルは儲からない仕組みになっている

宝くじや公営ギャンブルの還元率

そもそもギャンブルというものは儲からない仕組みになっている。
一攫千金《いっかく》ということもあるが、極めて確率が低いことを知っておこう

宝くじ

最も還元率が低いとされるのが宝くじやサッカーくじといった富くじ。宝くじの1等ともなると、ジャンボ宝くじの場合、当選率は 2000 万分の1といわれる

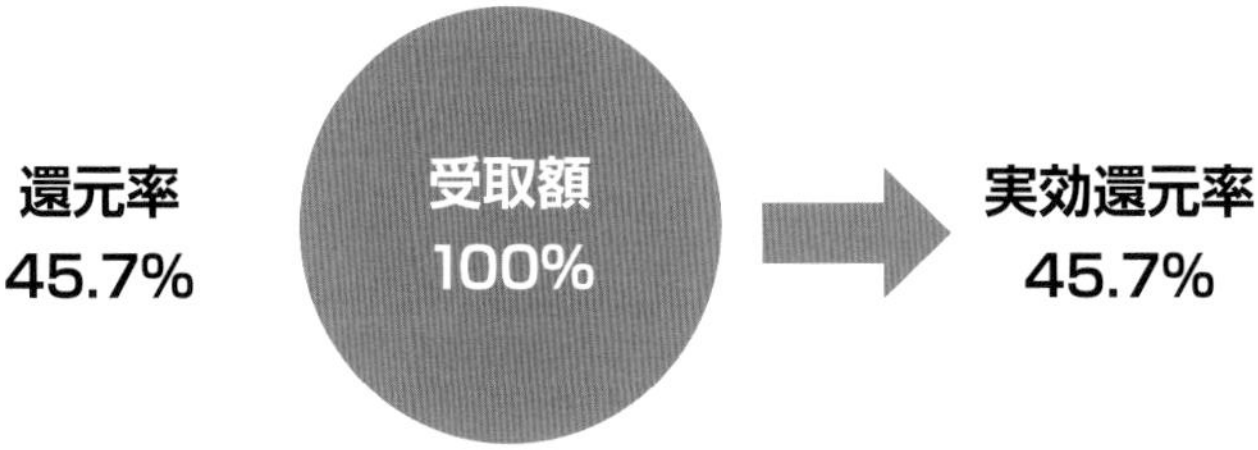
還元率
45.7%
受取額
100%
実効還元率
45.7%

課税はされない

公営ギャンブル

4つの公営ギャンブルの各還元率は、
競馬(74.1%～74.8%)・競輪(75.0%)・
競艇(74.8%)・オートレース(74.8%)

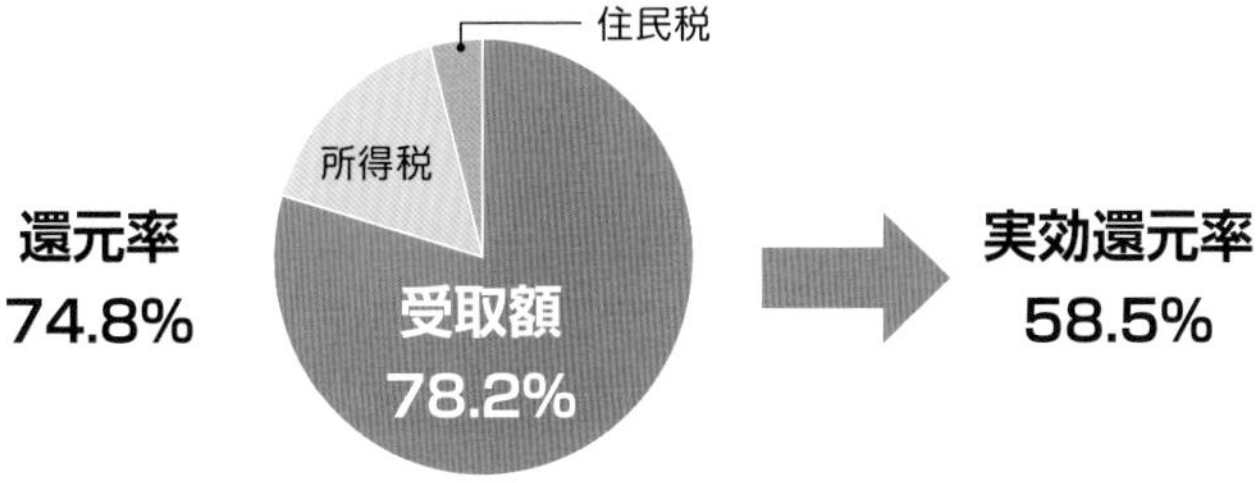
住民税
所得税
還元率
74.8%
受取額
78.2%
実効還元率
58.5%

一時所得として、課税対象に

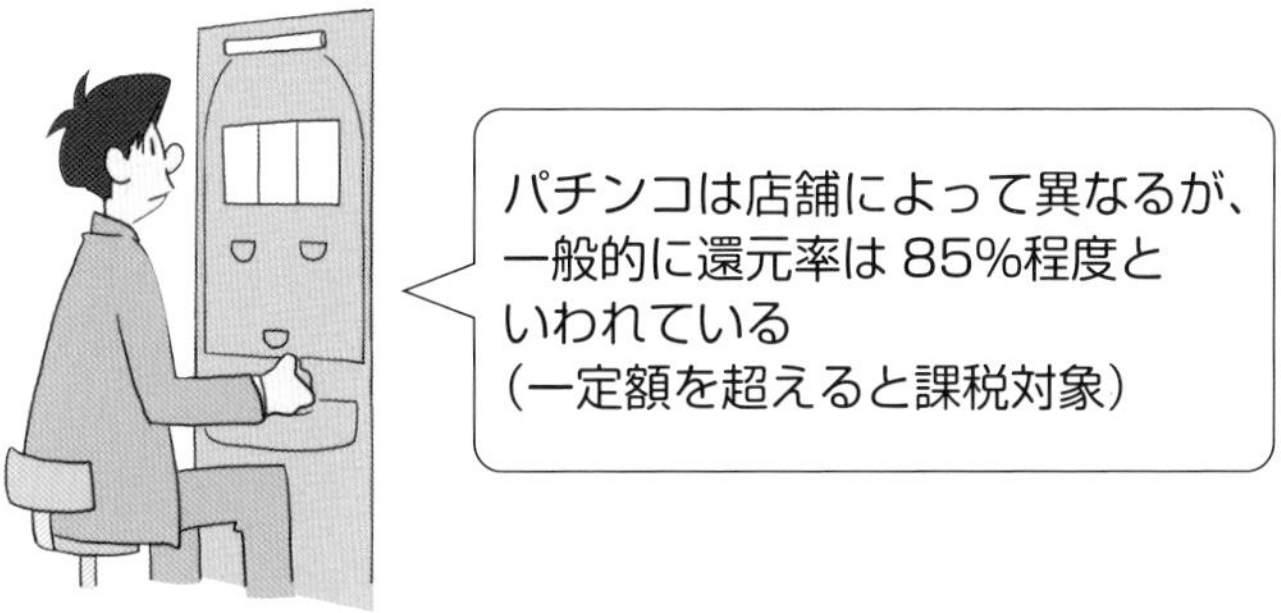
パチンコは店舗によって異なるが、
一般的に還元率は 85%程度と
いわれている
(一定額を超えると課税対象)

総務省「第1回宝くじ活性化検討会　参考資料」より、ジャンボ宝くじ1等当選確率は宝くじホームページより計算

依存の一歩手前の簡易介入

ネットやアプリを使ってより手軽に

ギャンブル問題があっても、依存には至らず、すぐに治療を必要としない人もいます。そのような場合、簡易介入が行われます。

簡易介入は、当事者が治療施設を訪れることなく、電話やインターネットで手短なカウンセリングなどを行うもので、世界でも効果が認められています。

日本では、簡易介入のツールとして、SNSアプリ「LINE」を使ったAIチャットボット「GAMBOT2」の開発が進められています。これは、AIと会話することで、自宅にいながらも、自分のギャンブル依存の状態をチェックし、相談や支援が受けられるシステムです。

このようなスマートフォンアプリを使った介入は、いわゆるギャンブル依存予備群への支援だけでなく、本来は治療を受けるべき群にとっても有効なアプローチだと考えられます。

というのも、依存の疑いのある人が、医療機関を受診し、治療につながる確率は非常に低いとされています。ギャンブル依存の状態をほかの人に知られたくないといった心理も影響し、「ギャンブルごときで病院なんて」と考えてしまうのです。しかし、どこかで「このままではいけない」という自覚もあり、インターネットで病気について調べる人は少なくありません。また、一方でオンラインでのギャンブルに依存しているケースも増えており、ギャンブル依存とスマートフォンというのは非常に親和性のあるツールといえるでしょう。

そのため、本来は治療が必要な依存者にとっては、トリートメント・ギャップを埋める有効な手段としても、期待されています。

スマートフォン・アプリによる簡易介入

日本では「LINE」を使ったアプリ「GAMBOT2」の開発が進められている。定期的に情報提供やメッセージが送られてくるほか、「記録する」「学習する」などの機能も搭載。実用化が期待される（2023年11月現在）

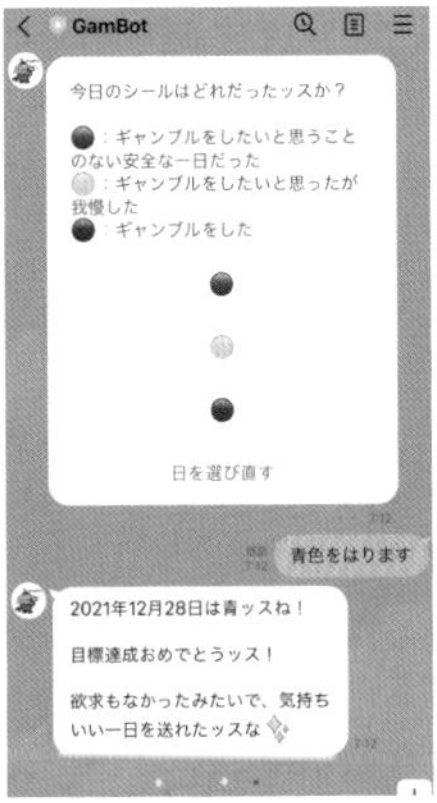

「気づいた」機能の画面サンプル。
ギャンブルが頭をよぎったと気づいたら、
欲求の強さを記録する。対処法も提案される

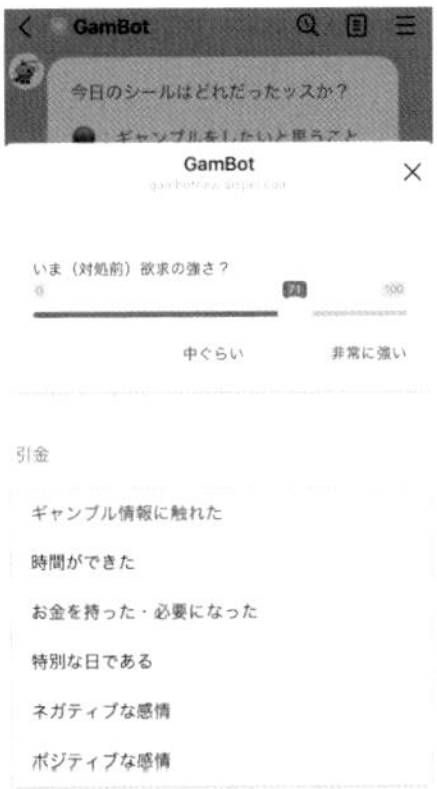

「記録する」機能の画面サンプル。ギャンブルに対する考えや行動について記録する

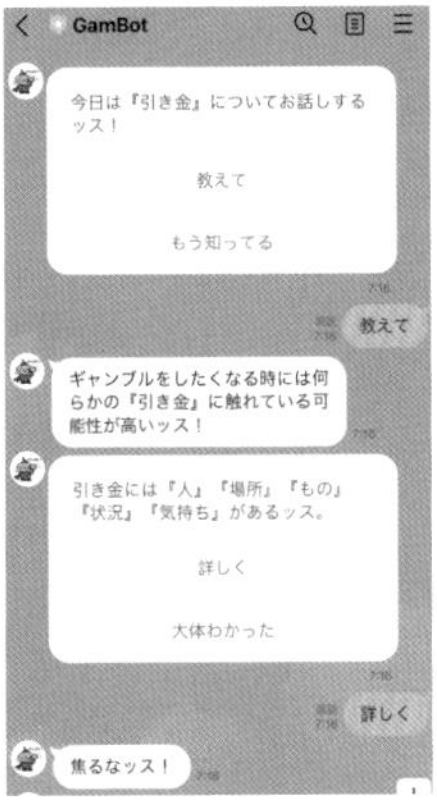

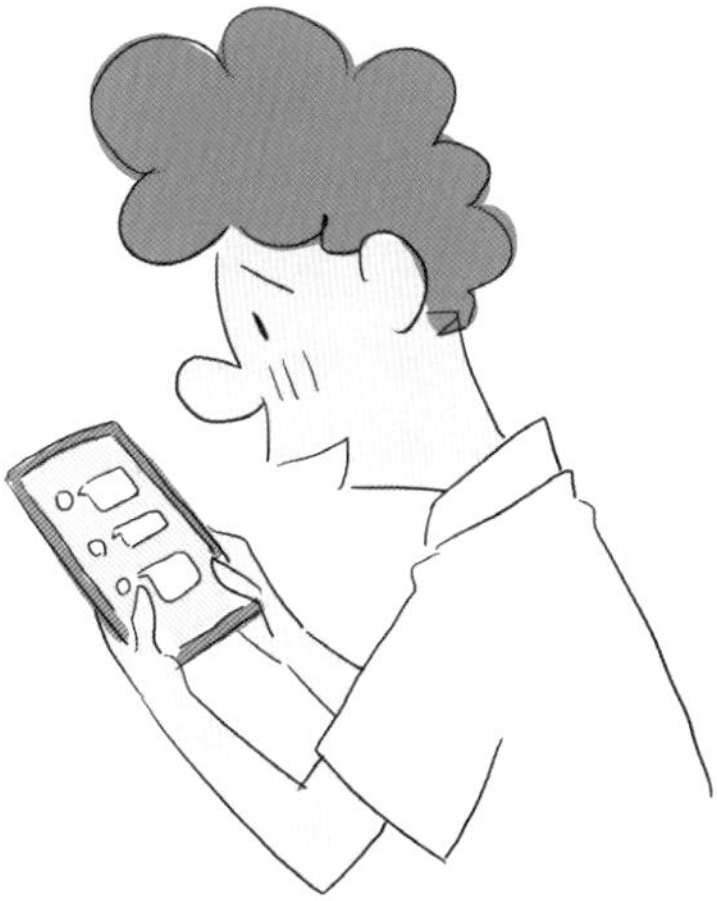

「学習する」機能の画面サンプル。
ギャンブル問題の対処に役立つ情報を、
対話形式で学べる

画像提供：岡山県精神科医療センター　宋龍平氏

オンライン投票が依存を増やす！

　競馬をはじめとした公営ギャンブルが、オンライン投票できるようになったことにより、自宅でもギャンブルができるようになりました。そのため、気軽にはじめた結果、ギャンブル依存となり、多額の借金を抱えてしまう人が増えています。

　競馬に着目すると、売上内のオンライン投票の割合は、2017年度には中央競馬で67.1%、地方競馬で68.7%だったものの、2020年度には中央競馬で92.7%、地方競馬で93.2%へと一気に増加しました。競艇やオートレースでも、2020年度には約80%がオンライン投票となっています。

　これらの大きな原因となったのは、新型コロナウイルス感染症の流行と考えられます。「巣ごもり」の影響で、仕事時間が減って家にいる時間が長くなったことから、オンライン投票に手を出すようになった人が増えたとされています。

　この傾向は、久里浜医療センターの調査でも同様です。過去1年間にギャンブル経験のある人で、新型コロナウイルス感染症拡大前の2020年1月時点と比較したところ、インターネットを使ったギャンブルを「する機会が増えた」と回答した人の割合は、「病的ギャンブルの疑い」の基準となるSOGS 5点に満たない人では2.2%、SOGS 5点以上では7.3%となっています。

　なお、オンライン投票によるギャンブル依存の増加に伴い、オンラインでの投票券の購入をやめるために、本人または家族が利用停止を行う「アクセス制限」や、オンライン投票での投票券購入の上限額を設定し、それ以上の購入ができないようにする「購入限度額設定」などの対策がとられています。

売り上げに占めるネット投票の割合

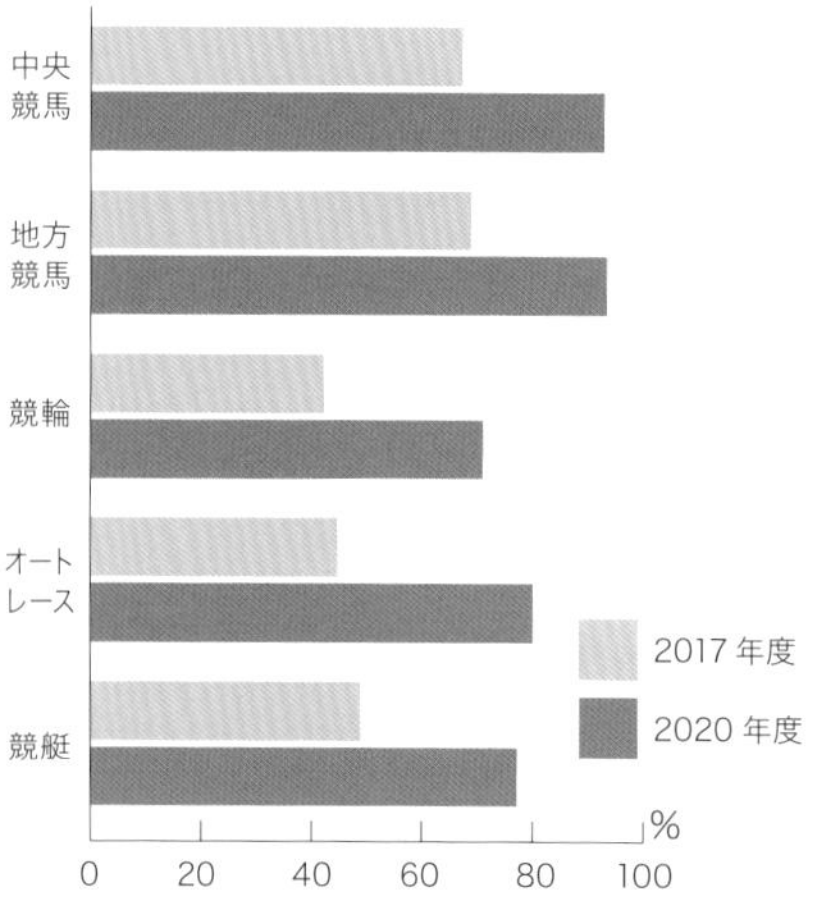

インターネットギャンブルの機会が増えた人の割合

コロナ感染拡大前と比べてインターネットを使ったギャンブルが増えたと答えた人の割合を、過去1年間にギャンブル経験がある2510人のうち、ギャンブル依存の疑いのあるSOGS5点以上の群と5点未満の群で比較

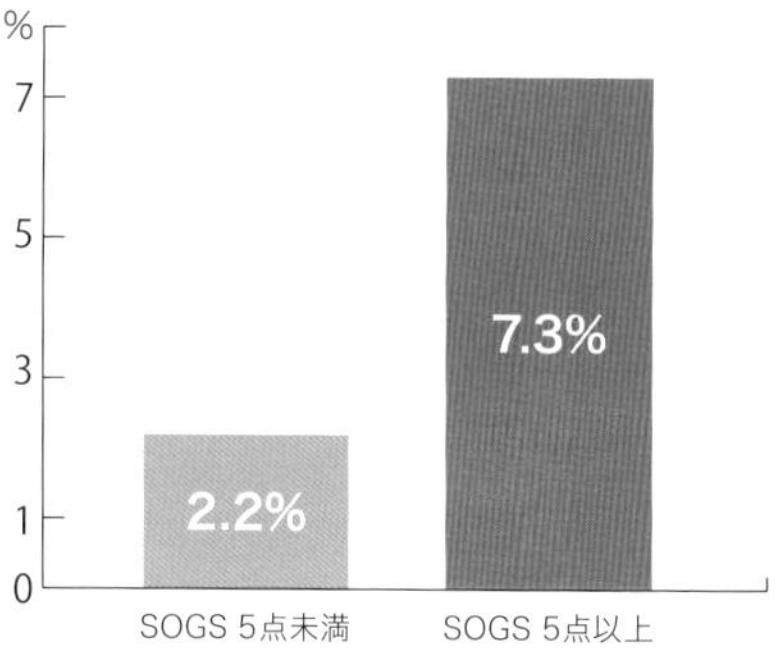

「公営競技におけるインターネット投票に係る現状及びその依存症対策について」
内閣官房ギャンブル等依存症対策推進本部事務局　農林水産省・経済産業省・国土交通省より作成

第4章

ギャンブルのない生活のための工夫

ギャンブル依存の再発防止にはお金の問題をクリアにしたうえで、ギャンブルにつながる物を物理的に遠ざけることが大切です。また、家族の適切な声掛けなど、サポートも大きな力となります。

ギャンブルのない生活のために

家族や専門家と協力して生活を見直す

ギャンブル依存の治療を受ければ、ギャンブルをやめることができます。しかし、ちょっとしたきっかけでギャンブルを再開してしまい、依存を再発してしまう人は、少なくありません。

ギャンブル依存からの回復とは、ギャンブルをやめ続けることであり、再発を避け続けることでもあります。治療でギャンブルをやめることができたなら、治療後もその状態を続けられるよう、本人と家族が協力して生活を見直しましょう。

それにはまず、本人が治療中から依存と向き合い、受診を続け、自助グループに通い続けるようにします。自助グループでは、ギャンブル依存の人やその家族が集まり、定期的に会合を開いています。同じ病気で悩む人たちの気持ちを知り、「悩んでいるのは自分だけではなかった」と気づくことは、回復のための大きな支えとなります。ぜひ参加してみましょう。

家族も協力して、再発防止に取り組みましょう。最初のうちは、家族が主導して、本人に受診をすすめたり、医療機関に連れて行ったりしてきたことでしょう。治療が始まったら、医師をはじめとした専門家の支援を受けつつ、家族はサポートに徹するようにしましょう。ギャンブル依存について正しく学び、本人との対話や、ともに暮らすための方法を考えるようにします。

生活を見直すにあたり、借金をはじめとして、本人や家族だけでは解決できない問題に直面することもあります。問題は自分たちだけで抱え込まず、法律相談窓口や、弁護士などの専門家に相談し、協力を得るようにしましょう。

家族・専門家・仲間とともに再発防止

ギャンブルのない生活のためには、家族をはじめ、治療をしてくれた医師や心理士、精神保健福祉士のほか、公的機関の相談員、借金問題にかかわる弁護士といった専門家、そして自助グループや一緒に治療を受けた仲間と、信頼、支え合うことがカギとなる

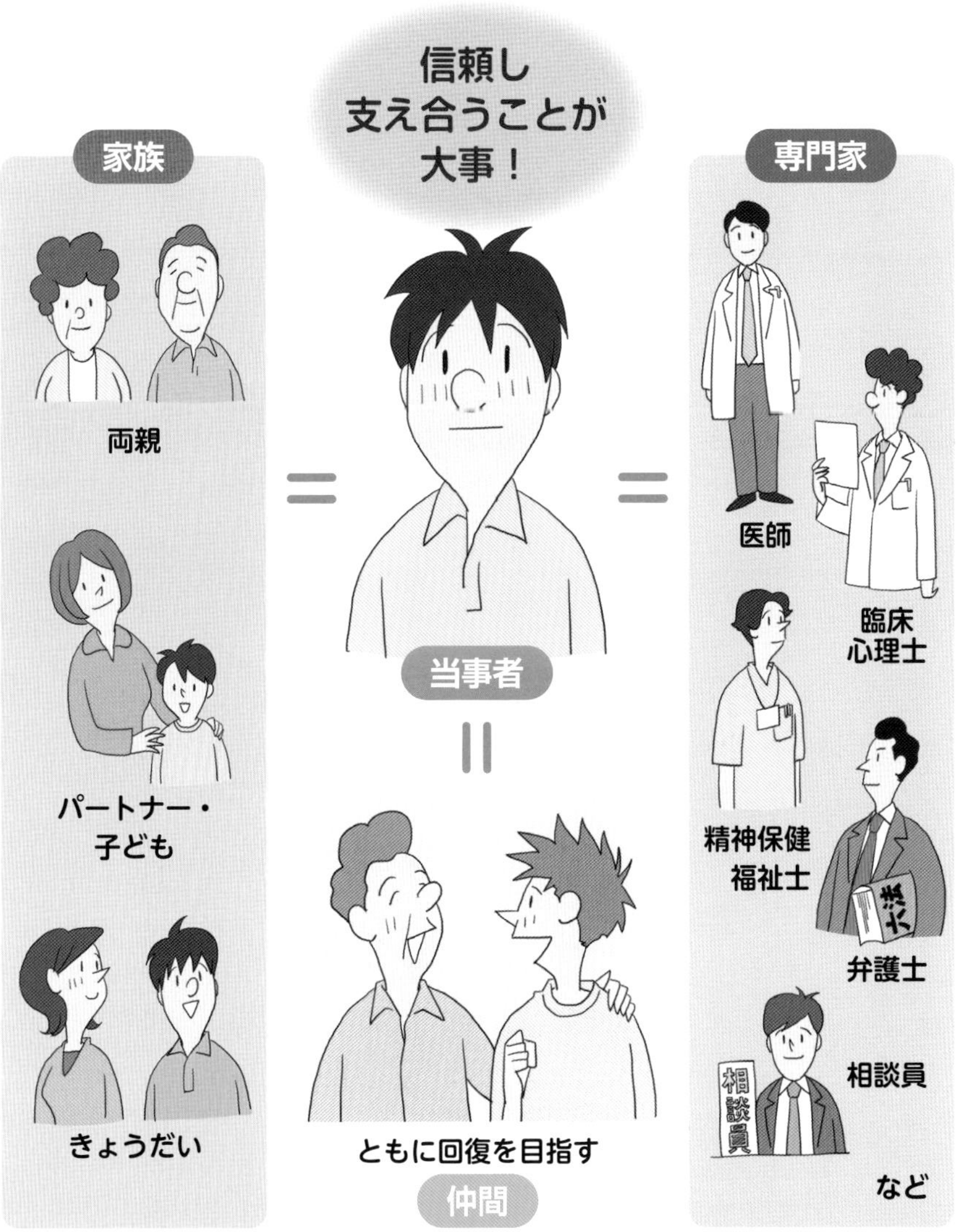
信頼し
支え合うことが
大事！
家族
両親
パートナー・
子ども
きょうだい
当事者
ともに回復を目指す
仲間
専門家
医師
臨床
心理士
精神保健
福祉士
弁護士
相談員
など

借金問題を解決する

本人が返済できるようにする

　ギャンブル依存からの回復をめざすには、病気自体の治療だけでなく、借金などの問題解決をしなければなりません。

「さっさと返済して、早めに決着をつけたい」と思った家族が、借金を肩代わりしてしまうのは、正しい対応とはいえません。本人が自分で借金をつくったことや、それを返済しなければならないという自覚がないままでは、どんなに家族が肩代わりをしても、再び借金をしてしまいます。

　そのため借金は、本人が治療を開始し、借金への自覚をもつようになってから、本人が働いて返済するようにします。

　借金問題を解消するには、お金の問題の全体像を把握することからはじめます。どこからどのくらい借金をしているのか、金融機関からだけでなく、会社や知人からも借りていないか、本人から聞き出して確認します。ギャンブル依存の人は、借金の詳細を覚えていないことが多いため、あとから忘れていた借金が出てくることもあります。

　借金の全貌が見えてきたら、本人が働きながら返済できるように計画を立てます。家族は、本人が責任をもって返済できるようにサポートしましょう。

　繰り返しますが、ここでいう「家族のサポート」とは、借金の肩代わりや尻ぬぐいではありません。本人が精神的に追い込まれずに借金を返済できるように、毎日の生活をともに歩むことです。そのためには、「借金返済のために、いっしょにがんばろう」「困ったときには相談にのるからね」と、借金返済のために力を貸すことを、本人に伝えるようにしましょう。

借金は必ず本人が返す

Step 1 借金の全貌を把握する

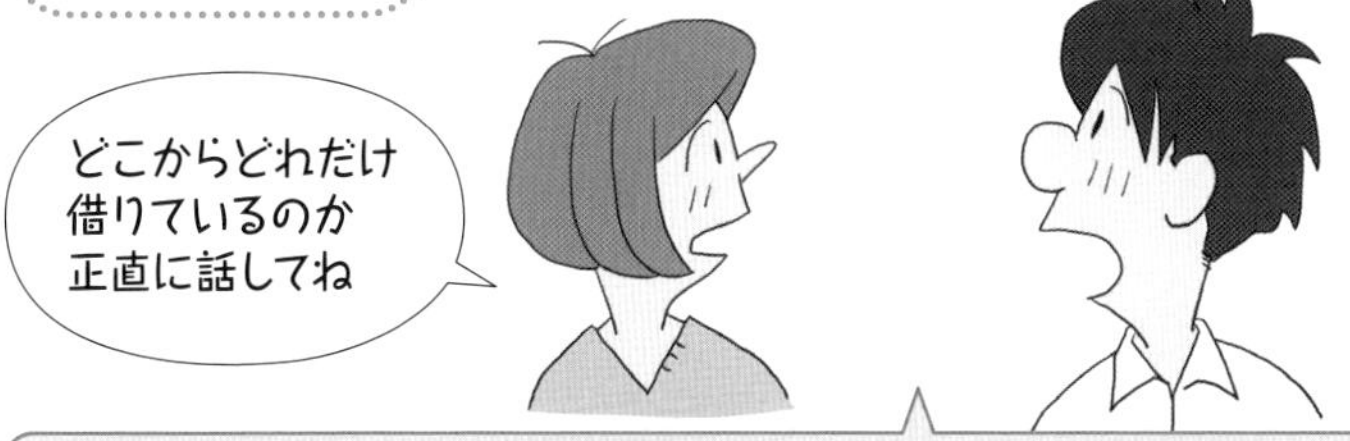
どこからどれだけ
借りているのか
正直に話してね

借金の種類 借金は金融機関から借りているものだけとは限らない。家族や友人、会社から借用がないかも確認を

銀行や消費者金融など
一般的な金融機関からの借り入れは、把握しやすい。返済計画も考えやすい

家族や親族からの借金
妻に内緒で自分の親から借りていたり、子どもの貯金を勝手に使い込んでいることもある

会社からの借入
給与、賞与、退職金などを受け取っている可能性がある

不法な貸金業者からの借金
いわゆる「ヤミ金融」からの借金は弁護士などの専門家に相談しよう

知人や友人からの借金
ギャンブル仲間から借りているものもあり、把握しにくい。本人が忘れているケースもあるので要注意。借用書があるのか、金利について取り決めているのかを確認

Step 2 返済計画を立てる

借金が把握できたら、本人が働きながら返済できるよう、無理のない計画を立てよう

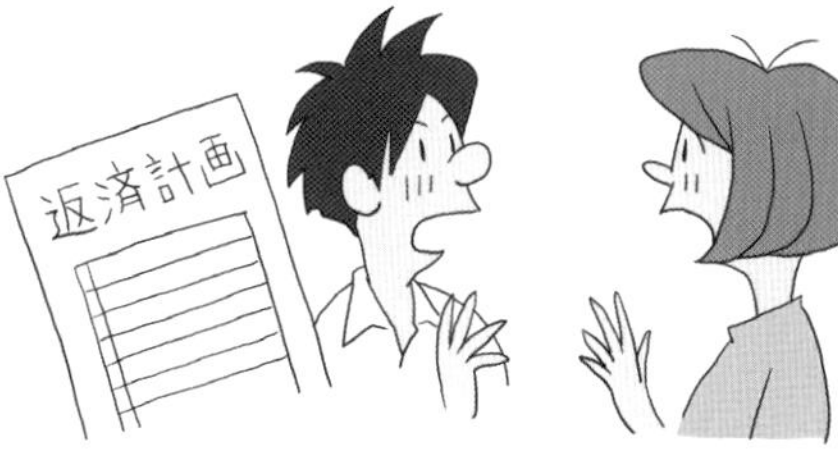
返済計画

Step 3 働きながら返していく

自分が働いたお金で返済をすることで、ギャンブル依存ときちんと向き合い、借金を繰り返すことの防止につながる

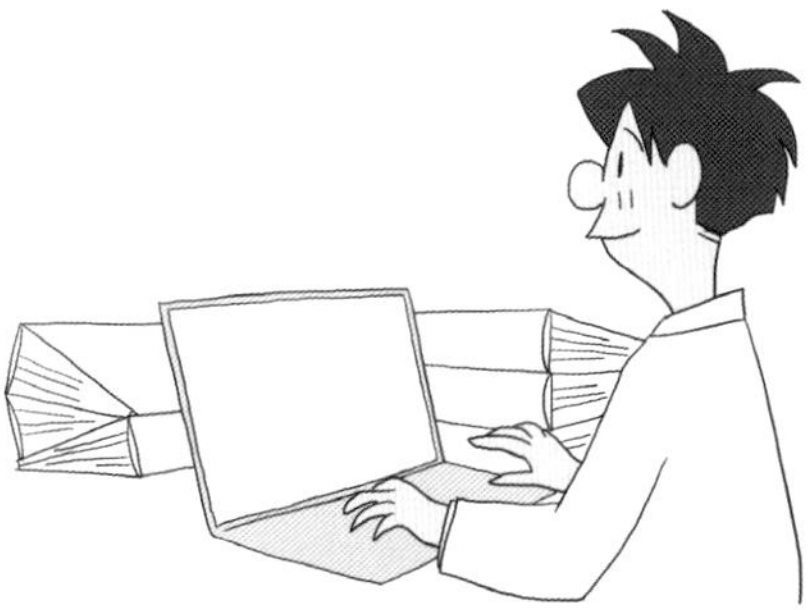

返済が困難なら借金の整理を

ギャンブル依存の治療を開始し、本人に借金をしたことへの自覚がめばえてきたら、返済能力を確認したうえで、返済計画を立てるようにします。

しかし、計画を立てようとしても、借金額や利息の多さで返済が難しく、本人はもちろん、家族でさえも対処できないことがあります。その場合には、自分たちだけで抱え込まず、第三者に相談するのもひとつの方法です。

とくに返済が難しい場合には、弁護士などの専門家に相談し、借金を整理して、無理なく返済できるようにしましょう。

借金の整理には、「任意整理」「特定調停」「個人再生」という3つの方法があります。これらのうち、どの方法を選べるかは、借金額や本人の返済能力などで決まります。

1つ目の任意整理は、弁護士が代理人となり、話し合いで借金を整理する方法です。比較的、借金額が少ない場合に選択されます。

2つ目の特定調停も、話し合いで借金を整理する方法ですが、借金をした本人である特定債務者（借金で破産するおそれのある人）が申し立てなければなりません。

3つ目の個人再生では、再生計画案を提出します。これが認められれば、計画案のとおりに返済し、それ以外の借金の返済は免除されます。

また、これらの借金の整理もできず、支払い能力がないと認められた場合には、持ち家をはじめとした資産を処分し、債権者に配当したうえで、残った借金の支払いを免除してもらう「自己破産」の手続きを行う場合もあります。

ここまで紹介したこと以外にも、借金の問題を解決する方法はあります。まずは自治体の無料の相談窓口や弁護士などに相談し、現実的な返済計画を立てられるようにしましょう。

相談窓口と債務整理

債務の相談窓口

地域の法律事務所などで、弁護士や司法書士に法律相談、債務整理、自己破産の相談ができるが、自治体や以下の全国機関では無料で相談を受け付けている

自治体の無料相談

ほとんどの市区町村では、無料で相談窓口を設けている。弁護士や司法書士が法律相談や多重債務の相談にのってくれる

消費者ホットライン

☎188《いやや》（全国共通、要通話料）

消費者庁による、地方公共団体に設置された窓口。最寄りの消費生活センターや消費生活相談窓口を案内してくれる

日本司法支援センター（法テラス）

☎0570-078374
（法テラス・サポートダイヤル ※要通話料）

法務省所管の公的な法人。法制度や相談窓口の紹介、経済的に困っている人には無料法律相談（事前予約制）の案内などを行う

※平日9:00〜21:00、土曜日9:00〜17:00

多重債務者向け無料相談窓口

財務局による窓口で、各地方ブロックの財務局内に設置。借金問題解決のためのアドバイスや情報提供を行う

債務整理と自己破産

多重債務などで、家族だけでは解決が難しい場合は、弁護士などに相談して債務整理を。債務整理には以下の方法があり、返済が不可能な場合は自己破産となることも

債務整理

任意整理 弁護士が代理人となって、話し合いにより借金を整理する

特定調停 任意整理と同様話し合いで借金を整理するが、借金をした本人が申し立てを行う

個人再生 地方裁判所に再生計画案を提出し、計画通りに返済することで、そのほかの借金の減免などを受ける方法

自己破産

借金の整理も支払いも不可能と認められた場合には、自己破産の申し立てを行うことができる。持ち家をはじめとした資産を処分しなくてはならない

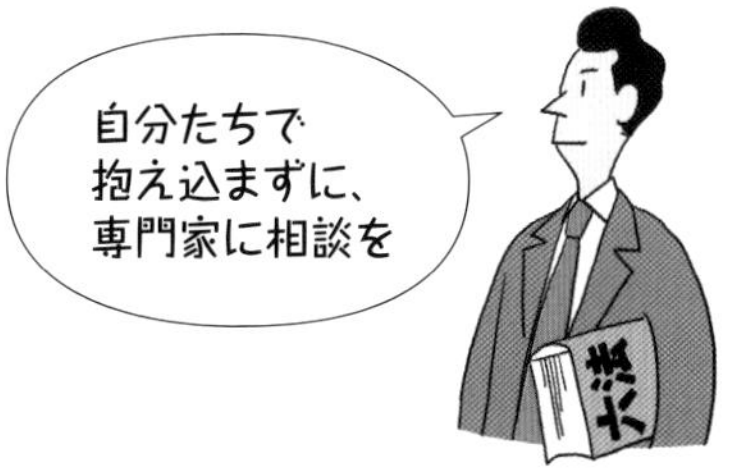
自分たちで
抱え込まずに、
専門家に相談を
六法

お金へのアクセスを制限する

自由に使えるお金は持たせない

ギャンブル依存の人がギャンブルに走らないようにするには、お金を自由に使いにくい環境にする必要があります。

現金はなるべく持たせず、渡す必要がある場合でも、必要最小限にとどめてください。お札を持たせるのは避け、1000円が必要ならば500円玉2枚にするなど、小銭を持たせるようにします。また、お金を使ったときは必ずレシートをもらうようにして、毎日精算し、管理しましょう。

手持ちの現金がないと、家にある家族の現金に手を出したり、貴重品を売って現金をつくろうとしたりします。子どもが大切にしているゲーム機までも、売ってしまった例もあります。こういった事態を防ぐためにも、金庫を用意して、大切なものを保管するようにしてください。

借金を防ぐ対策も行いましょう。カードローンなどの借金の契約ができないように、身分証明書（本人確認書類）は家族が管理してください。

消費者金融などからの借金を防ぐには、「貸付自粛制度」を利用してみましょう。これは、本人が日本貸金業協会などに申告することで、一定期間（基本は5年間）貸付が受けられなくなる制度です。ただし、期間の途中で登録を撤回できるので、注意しましょう。

金銭管理は、気を抜かずに徹底して行わなくてはなりません。管理が面倒になったり、本人がかわいそうに思えてきたりして、「ちょっとなら大丈夫だろう」と、手を緩めてしまうのは禁物です。元の依存の状態に戻ることを避けるためにも、気持ちをぶれさせずに対処していきましょう。

お金の管理対策

対策① 必要な分だけ、小さいお金で渡す

お金の管理は家族が行い、本人には必要な分だけ渡し、必ずレシートをもらうようにする。また、できれば札ではなく小銭など、小さいお金で渡す

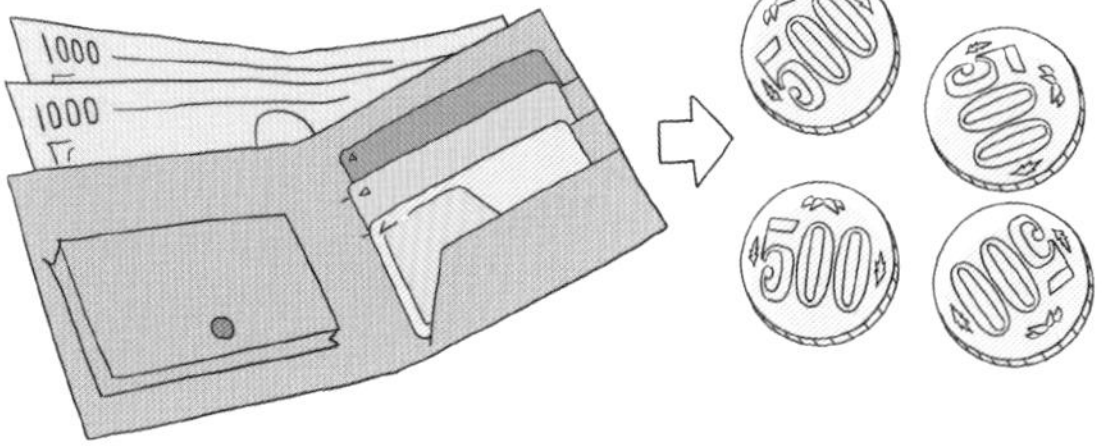

対策② 金品は金庫などで管理を

預金通帳やキャッシュカード、クレジットカード、また、売って現金化しやすそうなゲーム機などは金庫など鍵がかかるもので保管する

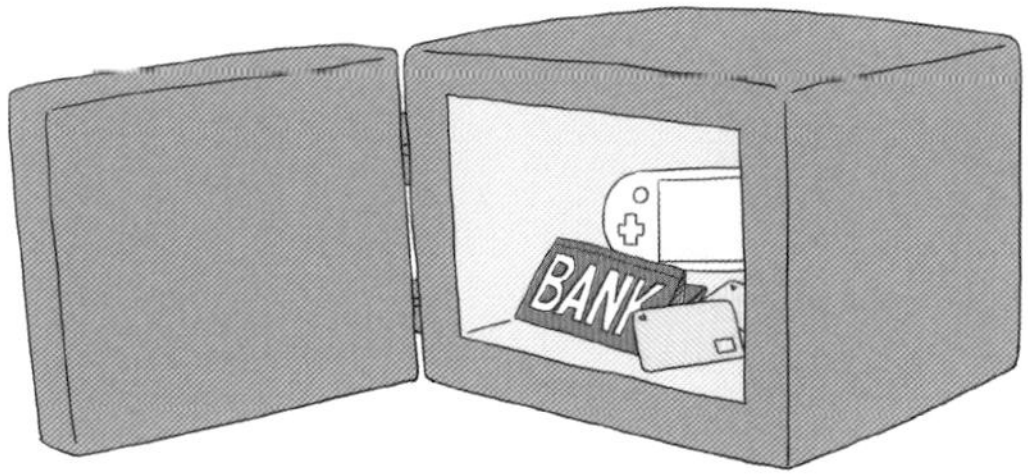

対策③ 貸付自粛制度を活用

本人が、あらかじめ申告をすることで、貸付ができないようにする制度

実施団体

日本貸金業協会

郵送・窓口からの申告	ウェブからの申告
☎0570-051-051 ＊通話料がかかります	（QRコード）

全国銀行協会

郵送による申告のみ

☎0120-540-558
（携帯電話、PHS等からは 03-3214-5020
＊通話料がかかります）

自助グループとつながる

交流を通じて孤立を防ぐ

ギャンブル依存の人やその家族は、病気と向き合い続けなければならず、孤立しやすくなります。孤立すると、助けを求めにくくなるだけでなく、本人がギャンブルにのめり込みやすくもなります。

そういった事態を避けるためにも、同じ立場の仲間と交流することが、治療と同じように大切です。医療機関で開催されているような、患者さんが集まるミーティングや家族会だけでなく、自助グループにも参加してみましょう。

自助グループは、同じ問題を抱えている人が集まり、互いに励まし合いながら、回復を目指していく集団のことです。全国各地にある自助グループでは、ギャンブル問題に悩む人やその家族といった、同じ境遇の人たちと交流することができます。そこでの対話を通じて、「この人も悩んでいるんだな」「つらいのは私だけじゃなかった」と感じられることが、心強い支えとなります。

また、自助グループに通うことは、本人が自らのギャンブル問題と向き合い続けることになるため、再発予防にも効果があります。

ギャンブル依存の人は、治療を受けている間でも、ひとりになった瞬間に、ふとしたきっかけでギャンブルをしたくなることがあります。これは、治療でギャンブルをやめることはできても、それでギャンブルへの渇望が消えるわけではないためです。

「ギャンブルをしたい」という欲求との闘いは、回復にとっては必要不可欠なことです。順調に回復する人でも、数年間は闘い続けなくてはなりません。根気よく回復をめざすためにも、医療機関や自助グループの助けを借りてみましょう。

ギャンブル依存の自助グループや情報サイト

当事者どうしの交流や、勉強会、家族会の開催、サイトで
情報発信を行っている自助グループを紹介する。
仲間とつながり、知識を深めることで回復に役立てよう

GA（ギャンブラーズ・アノニマス）

ギャンブル問題を抱える「強迫的ギャンブラー」の自助グループ。「アノニマス」とは匿名という意味で、本名は名乗らずに参加できる。全国で無料のミーティングを開催しており、強迫的ギャンブラーに関する書籍の制作販売も行っている

ホームページ…http://www.gajapan.jp
メール…gajapan@rj9.so-net.ne.jp
FAX…050-3737-8704

GAM-ANON（ギャマノン）

ギャンブル問題をかかえる人の家族や友人のための自助グループ。匿名で参加できる。全国でミーティングを開催しており、同じ立場だからわかる悩みや苦しみを分かち合う場になっている。参加料や予約不要で参加できる

ホームページ…https://www.gam-anon.jp
メール…info@gam-anon.jp
電話・FAX…03-6659-4879
（電話は毎週月・木曜日の10:00～12:00）

自助グループの探し方

精神保健福祉センター

各都道府県や政令指定都市に設置されている公的機関で、心の病気全般の相談に対応。依存専門の相談員が在籍するセンターもある。自助グループの紹介や家族教室の開催なども行う。近くに精神保健福祉センターがない場合は、自治体の相談窓口へ

＊全国の精神保健福祉センターの一覧は厚生労働省のホームページで見ることができます

インターネット

キーワードを入れて検索するほか、久里浜医療センターのホームページからも検索が可能
https://list.kurihama-med.jp/

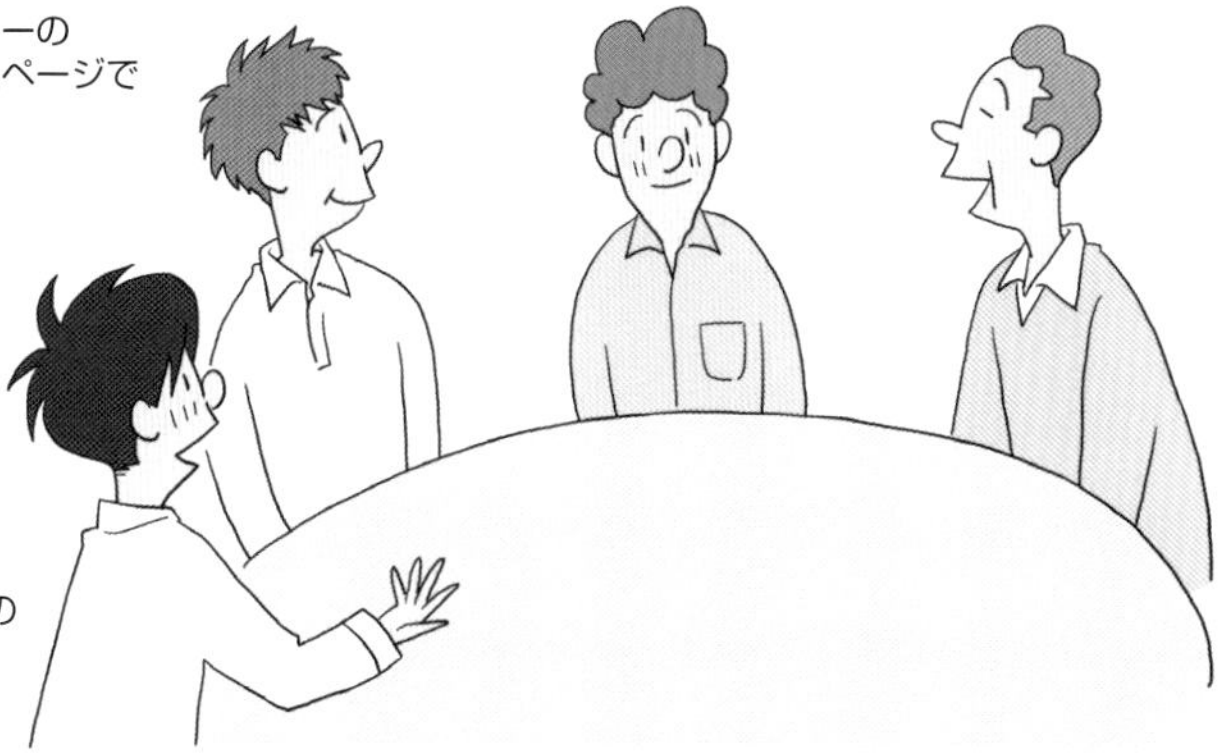

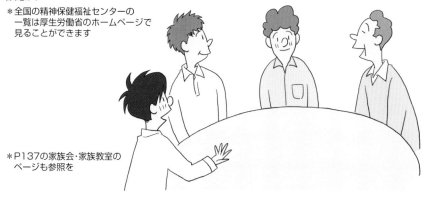

＊P137の家族会・家族教室のページも参照を

ギャンブルのない生活習慣を

ギャンブルのかわりになる趣味・活動を

ギャンブル依存の人にとって、ギャンブルは非常に大きな存在です。生活の100%近くを占めている存在といってもいいでしょう。そのギャンブルをやめるには、日常生活のなかで、ギャンブルから離れる習慣をつけなければなりません。

その第一歩として、物理的にギャンブルから遠ざかるようにしましょう。パチンコ店の近くを通らないようにしたり、競馬新聞を見ないようにしたりと、ギャンブル関連のものを周囲からなくします。ギャンブルでつながっていた友人・知人との縁を切り、ギャンブルの誘いも断りましょう。ネットでギャンブルをしていた人は、オンライン投票のアカウントを削除することも有効です。

そして、ギャンブルという大きな存在のかわりになる、新しい趣味や活動を見つけ、実践してみましょう。運動やドライブ、ガーデニング、楽器の演奏など、興味があることなら何でもかまいません。それらをしている時間帯は、ギャンブルを考えなくて済むようになります。

また、ギャンブルへの依存の根本には、ストレスが関係していることがあります。ギャンブルをなかなかやめられない場合には、ストレスの原因を突き止め、その原因を取り除くことも必要になります。

たとえば、団体活動が苦手なために、勤務先でストレスを抱え、ギャンブルに走ってしまった人がいたとします。その人がギャンブルをやめるには、治療を受けるだけでなく、1人で仕事ができる職場に変えたり、治療でもグループの対話を避けて個人カウンセリングにしたりするなど、団体活動というストレスの原因を取り除くことが重要です。

ギャンブルにかわる・向かわせない生活習慣を

ギャンブル中心の生活から、ギャンブルのない生活にチェンジするには、
ギャンブルをしたくなるスキをつくらないこと。
ギャンブルをしなくなった分の時間を有効活用し、
ギャンブルに向かわせてしまう活動や習慣を排除してみよう

ギャンブルとは別の活動を充実させる

ギャンブルをしなくなった分、あまった時間をどうするかがポイント。ただぼーっとしていては、ギャンブルをしたくなる「スキ」をつくってしまう。ギャンブルとは無縁の活動で有効活用しよう

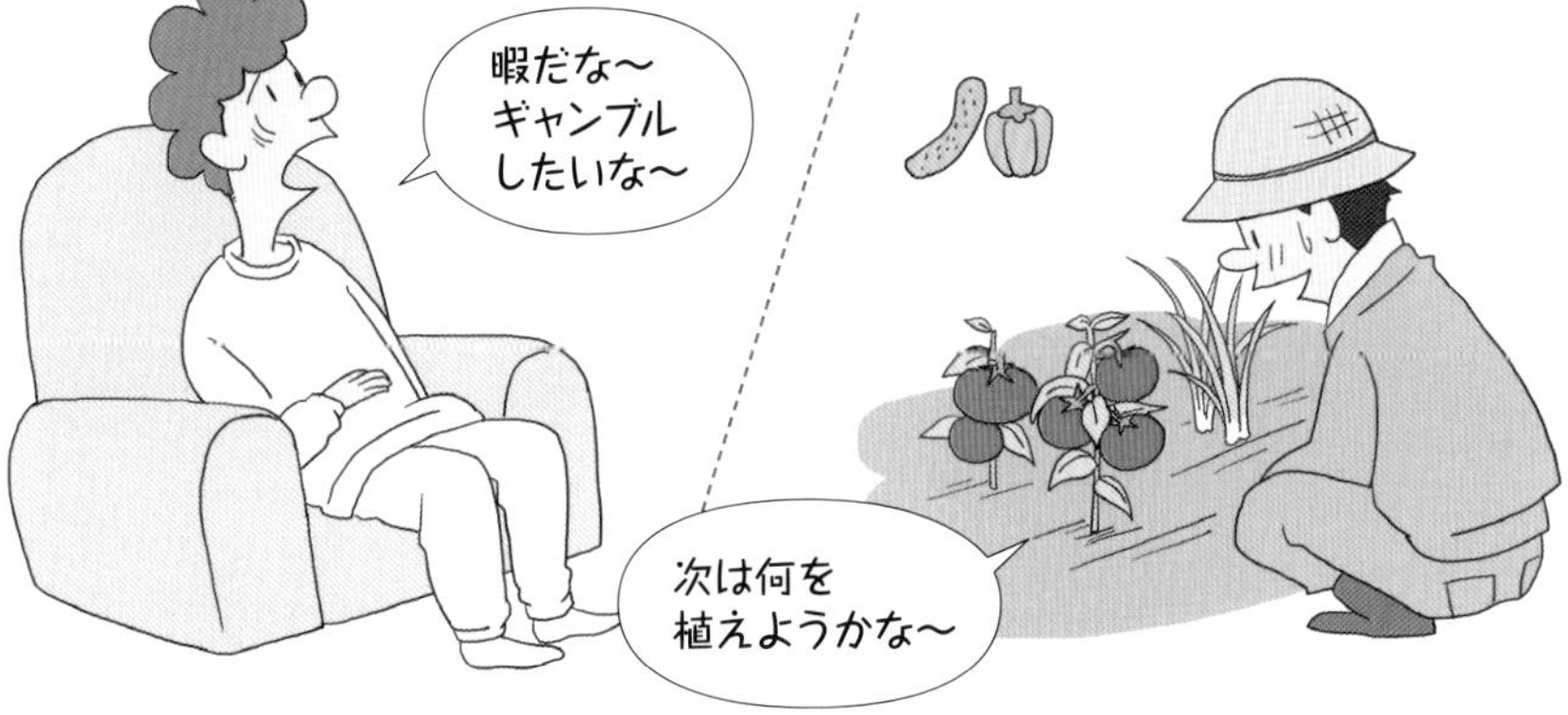
暇だな～
ギャンブル
したいな～
次は何を
植えようかな～

ギャンブルに向かわせる習慣を改める

ストレスが原因でギャンブルをしていた場合、ストレスの元を改善することも重要。ストレスがなくなれば、自然と気持ちもギャンブルから離れていく

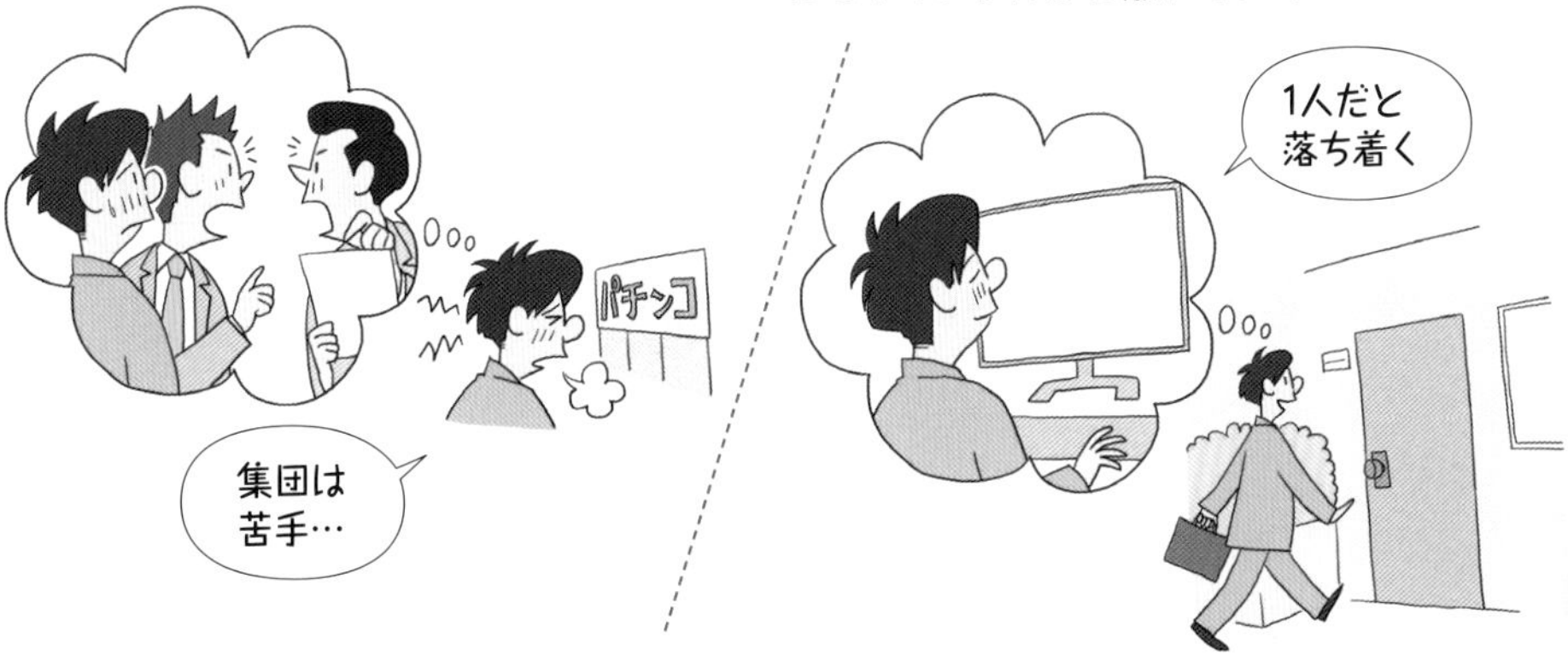
パチンコ
集団は
苦手…
1人だと
落ち着く

家族のサポート①ー家族教室に参加

正しい知識から対処法が見えてくる

ギャンブル依存の人の家族は、本人以上に苦しんでいます。

なんとか本人を立ち直らせようと、説得や叱責をしても、ギャンブル行動がおさまらず、疲弊してしまうことがあります。ひどいときには、暴言を吐かれたり、暴力を振るわれたりすることもあります。すると家族は、「余計なことを言ったせいでこうなった」と落ち込み、言いたいことを我慢せざるをえなくなってしまうのです。

家族の方にまず理解していただきたいのは、ギャンブル依存の人の行動は、家族の説得や叱責で改善したり、コントロールできたりするものではないということです。

ギャンブル依存の人は、さまざまな迷いや自己嫌悪などの思いを抱えながら、依存に向き合っています。加えて、自分が依存しているという自覚にも乏しいのが、依存の症状です。

そのため、家族からアドバイスや説得を受けたとしても、耳に入らなかったり、かえってプレッシャーに感じたりするだけで終わってしまいます。

こういったギャンブル依存の人の状態を知るためにも、医療機関や自治体などで開催している家族教室に通い、専門家からギャンブル依存について学んでみましょう。

家族教室で、ギャンブル依存についての正しい知識を身につけると、本人の症状や状況を客観的に理解でき、どのような対処をとるべきかが見えてきます。また、同じ立場の人たちと交流し、「悩んでいるのは自分だけではない」とわかるだけでも、大きな支えになります。

家族会・家族教室に参加しよう

家族会・家族教室は基本的に無料、匿名で参加できる。
聞いた話は、その場だけにとどめるのがルール

どこで開催している？

医療機関

治療を受けている医療機関で開催していないか確認してみよう。治療中ではない場合も、依存の治療を行っている病院や、精神科のクリニックなどに問い合わせてみるとよい。

久里浜医療センターのホームページ（https://list.kurihama-med.jp/）の医療機関リストでは、家族教室の有無も確認できる

精神保健福祉センター

精神保健福祉センターや保健所で開催している場合がある

NPO法人 全国ギャンブル依存症家族の会

ギャンブル依存問題で困っている家族への伴走支援、情報提供、社会への啓発活動を行なっている。各地で毎月家族会を開催、講習会や勉強会を行っている
ホームページ…https://gdfam.org/

ギャンブル依存症問題を考える会

ギャンブル依存当事者・家族の支援を目的に、家族相談会、セミナーを開催するほか、書籍などを通じて情報発信と交流の場提供などを行う
ホームページ…https://scga.jp/

どんなことをしている？

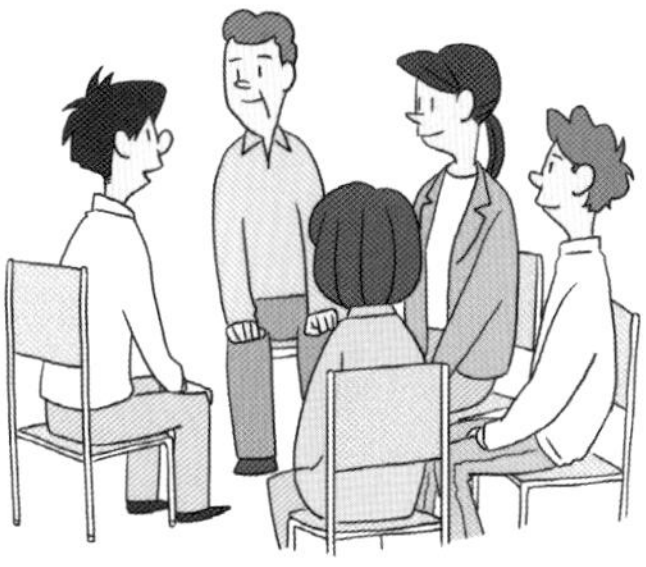

家族どうしの交流

家族どうしで悩みを打ち明けあったり、体験談を話しあったりすることで、孤立を防ぎ、情報交換を行う

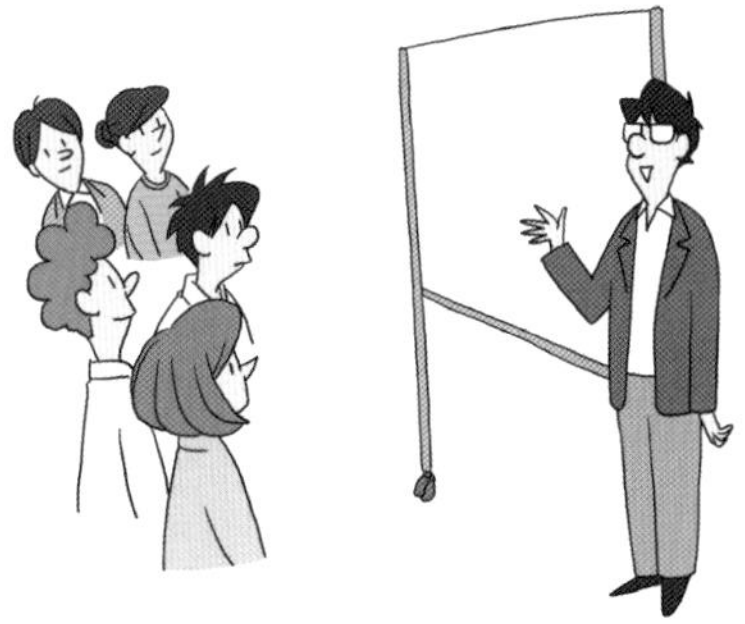

病気についての講習会・勉強会

病気の基礎知識、家族の心のもちようや当事者とのコミュニケーション術、借金問題の解決法などについて講義を実施。また、回復した当事者を招いて直接話を聞く機会があることも

家族のサポート②ー会話術

ポジティブ・肯定的に対話する

家族教室で、ギャンブル依存についての正しい情報を身につけると、問題視されている本人の言動が、病気によるものだと気づけるようになります。

ギャンブルにのめり込み、ギャンブル以外のことをおろそかにするのも、嘘をついてまでギャンブルに行こうとするのも、平気で借金を繰り返してしまうのも、すべてが依存の症状です。

それらをいちいち責めるのではなく、「こちらが言ったことに対し、本人がどのような気持ちになるか」をよく考えたうえで、よりよい方法で本人と対話するようにしましょう。

依存患者との対話について、ここでは、家族支援のプログラムである「CRAFT（クラフト）」を参考にして説明します。

ギャンブル依存の人に対し、家族はアドバイスや説教、叱責、無理強いなどをすることがあります。しかし、こういった対処で本人の状況がよくなることは、ほとんどありません。なぜなら、その家族が本人を変えようとしているものだからといえます。

本人の行動や考えは、本人にしか変えられません。そこで、家族が自分自身の発言や行動を変えるようにします。説教や叱責といった否定的な方法ではなく、本人の話を聞いたうえで、こちらの気持ちを伝えるという、肯定的な方法をとるようにします。

家族の様子が肯定的になると、本人は家族の話を聞こうと思えるようになります。そこから、「治療したい」「ギャンブルをやめる」といった、自発的な気持ちや言葉を引き出すようにします。

「CRAFT」は家族教室で学べるところがあったり、書籍などでも紹介されています。

家族支援プログラム CRAFT

CRAFT（クラフト）とは？

「コミュニティの強化と家族トレーニング」という意味で、依存患者の家族に向け、アメリカで開発されたプログラム。

当事者を責めたり、不満をぶつけるのではなく、「私」を主語にし、肯定的なコミュニケーションで、家族間のコミュニケーションを改善しようとするもの

CRAFTを使った対話のコツ

NG

叱責、説教、無理強いは禁物。言葉のキャッチボールが成立せず、本人に受け入れられず、行動や考えも改まらない

OK

「私」はどう思うかを肯定的に伝えると、言葉のキャッチボールが成立。本人の自発的な行動や考えを引き出せる

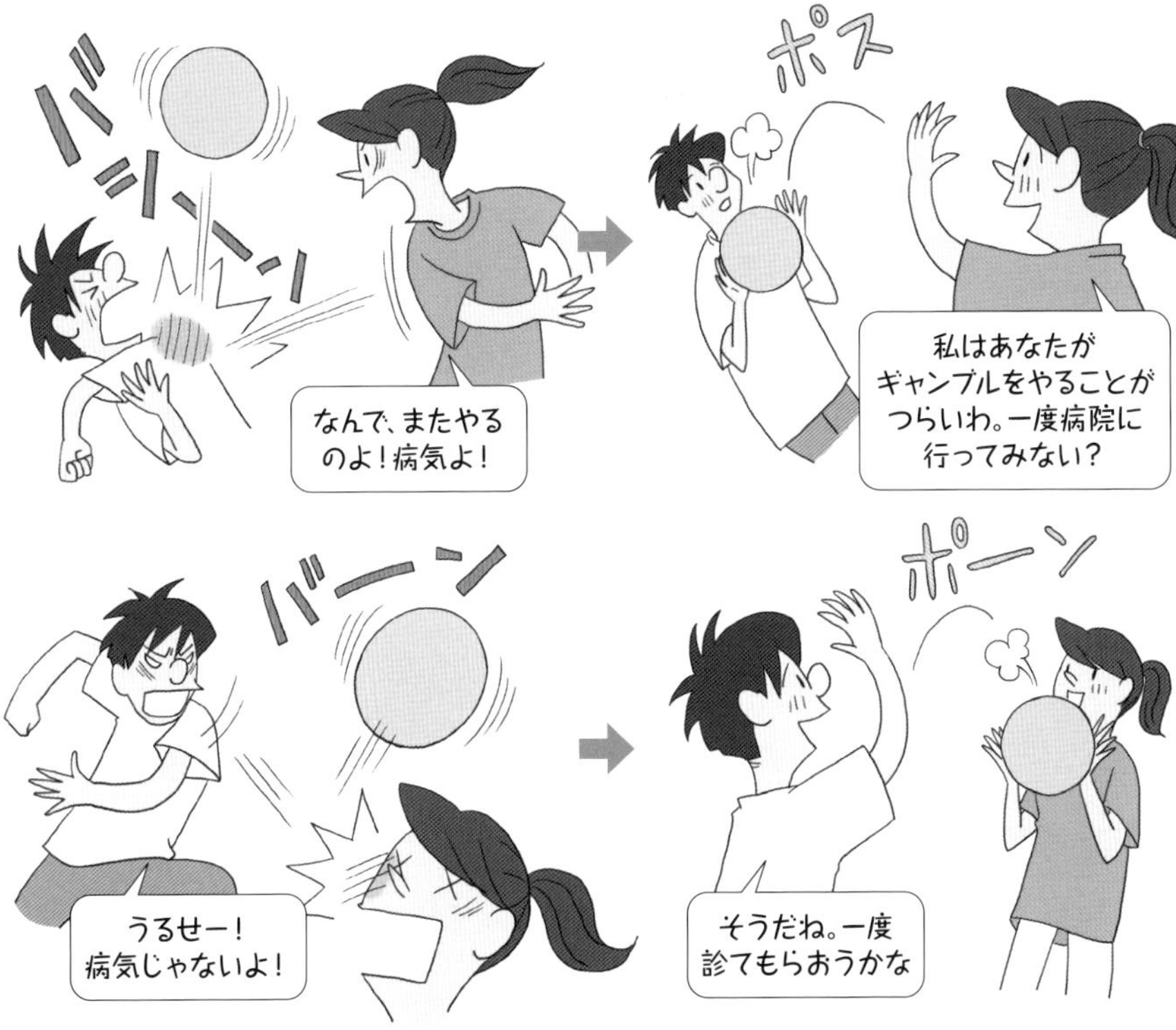
バシーン
なんで、またやるのよ！病気よ！
ポス
私はあなたがギャンブルをやることがつらいわ。一度病院に行ってみない？
バーン
うるせー！病気じゃないよ！
ポーン
そうだね。一度診てもらおうかな

本人への伝え方の3つのポイント

ここまで述べたとおり、アドバイスや説教、叱責などは、ギャンブル依存の人には有効ではありません。だからといって、家族が言いたいことを我慢する必要はありません。大切なのは、家族が「本人に何を伝えたいのか」を見つけ、「どう伝えれば、相手に伝わるか」を考えることです。

家族が本人に、どのようなことを、どのように言うべきかについては、3つのポイントがあります。

1つめは、「言いたいことは、自分の気持ちとして伝える」です。

たとえば、借金をやめてほしいと伝える場合には、「どうしてまた借金をするの?」と本人の責任を問うのではなく、「あなたの借金をする行動が、私は悲しい」と、「自分の気持ち」として伝えるようにします。

2つめは、「あいまい・ネガティブな言い方はせず、具体的・ポジティブな言い方をする」です。

ギャンブルをやめさせたいと思ったら、「もうギャンブルはしないで!」とただ訴えるのではなく、「仕事が終わったら、どこにも寄らずに帰ってきてね」などと、具体的な対策を示すようにします。

また、飲み会でお金が必要だと言われたりしたときには、「ギャンブルに使うんじゃないでしょうね」と否定的にならず、「わかった。使った分のレシートとおつりは渡してね」と、肯定的に伝えるようにしましょう。

3つめは、「受診・相談については、強制しないで提案する」です。

3章でもお話ししたように、本人は依存を自覚していないことが多く、自分からは医療機関に行こうとはしません。もし、再発してしまった場合も同様です。「病院に行きなさいよ!」と強制するのではなく、「私は病院に相談したほうがいいと思うな」と、提案する形で伝えるようにします。

本人とのコミュニケーション3つのポイント

主体的にポジティブで具体的な内容を
シンプルに提案するのがコミュニケーションのコツ

1 「私」を主語に

日本語ではしばしば主語を省略するが、その場合相手が主語となり、非難や否定になってしまいがちだ。「私」を主語にすることで、気持ちを伝える表現になり、相手に受け入れられやすくなる

✕	○
借金しないって言ったでしょ！	私は、あなたが借金を繰り返すのがつらい
どうして嘘ばかりつくの	私は、あなたが嘘をつくと悲しい

2 具体的でポジティブな言い方に

依存状態では、ギャンブル以外のことが考えられなくなっている。あいまいな言い方や、いろんなことを一度に言うと理解できず、また、ネガティブだと聞くこと自体を拒絶されてしまうことも。できるだけ、具体的かつシンプルに、肯定的な言い方をしよう

✕	○
ギャンブルばかりしないでまじめにやってよ	仕事が終わったら早く帰ってきてね
お金がいるってどうせまた嘘でしょ。先週渡したお金はどうしたのよ。また借金してないでしょうね	使った分はレシートとおつりを渡してね

3 強制ではなく提案型に

ギャンブルをやめることや、医療機関を受診すること、相談窓口に行くことなど、家族が強制すればするほど逆効果になることが多い。無理強いをするのではなく、提案型の声掛けで、自発的な行動を促そう

✕	○
今度こそ病院に行きなさい	一度、病院に行ってみようよ
ギャンブルやめないと離婚よ	離婚したくないから、一緒にがんばろう

よい家族関係を保つために

本人と家族の間に境界線をもつ

　家族の誰かがギャンブル依存になると、家族関係もギクシャクするようになってしまいます。

　ギャンブル依存者の親は、「自分の育て方が悪かったのではないか」と責任を感じ、自分で何とかしようと考えてしまいがちです。しかし、自分を責めることなく、本人の回復を見守ることが、親としてできることだと考えるようにしましょう。

　小さな子どもがいる家庭では、まずは子どもを守るようにしましょう。子どもは、家族の様子を意外と見ています。「お父さんがおかしくなったのは自分のせいではないか」と思うこともありますので、「あなたたちのせいじゃないんだよ」と、説明してあげてください。

　ギャンブル依存の人と家族の関係で注意したいのが「共依存」です。イネイブリングのところでもお話ししたように、家族はよかれと思ってやっていることが、結局は依存を進行させることがあります。なんとかしようと一生懸命になるあまり、家族も間接的な依存状態になりかねません。そんなときは、相手に焦点をあてて考えがちですから、自分は自分と、自らに焦点をあてるようにしてみましょう。

　また、依存の人は、ほかの人に責任を押し付ける傾向にあるため、「自分がこうなったのはお前のせいだ」と、家族を責めたり、暴力をふるったりすることで、家族を支配しようとします。しかし、こういった言動を正当化させてはいけません。

　依存当事者と家族の関係を良好に保つのは、難しいものがありますが、大切なのは、本人と家族の間に、境界線をもつことです。客観的にとらえるようにしましょう。

家族関係を保つポイント

ギャンブル依存は本人だけの問題ではなく、家族も巻き込むのが特徴。
家族関係が崩壊してしまわないよう、付き合い方や考え方を知っておこう

例①

当時者
||
親

自責の念にとらわれる必要はない

自分の子どもがギャンブル依存になってしまうと「自分の育て方が悪かったのではないか」など、責任を感じてしまったり、管理しようとしすぎたりしてしまいがちだ。自分を責めるのではなく、回復を見守ることが大事

例②

当時者
||
子

まわりの家族がサポートを

当事者に、小さい子どもがいる場合、ギャンブル依存という病気を理解できなくても、親に異変を感じ、それを子ども自身のせいではないかと思うことがある。まわりの家族が「あなたのせいではない」とフォローを

情報の境界線に気をつける

病気についてどこまで子どもに伝えるかは難しい判断だが、まったく伝えないのは子どもにとっても不安だ。まずは、子どもが原因ではないことを伝え、病気の詳細は成長してから話すという選択肢もある

例③

当時者
||
配偶者

共依存に注意を

当事者を立ち直らせたい一心で世話をやきすぎ、そこに自分の価値を見出そうとしてしまい、間接的な依存状態になることがある。これを共依存といい、結果依存を進めてしまい、また、自分自身を見失ってしまうことにも。自分の時間をつくるなど、当事者と距離を置くことも大事

治療後の家族サポートのあり方

正直に話し合える関係づくりを

家族が治療後のギャンブル依存者を支える場合、本人を管理しすぎないようにしましょう。たとえば、「ギャンブルをしてほしくない」という気持ちから、「ギャンブルをやっているんじゃないの?」と詮索をしたり、本人にGPSをつけてまで行動を管理したりしようとする家族もいますが、本人の回復にとっては、あまりいい対処とはいえません。

とくにお金の管理で、「必要なお金は、必要なときに本人が家族に申し出る」というルールにしている場合、本人がどうしても必要なお金を欲しいと言っても、「本当に必要なお金なの?」「また嘘をついているわけじゃないよね?」などと、疑いを向けてしまうこともあるかもしれません。

しかし、本人は「ギャンブルをやめよう」と努力しており、「嘘はつかないでおこう」と思っています。それなのに疑いの目を向けられると、「自分は信用されていないのだ」と落ち込んだり、不安になったりするのです。

まずは、回復に向けてがんばっている本人を、信じることからはじめましょう。「ギャンブルを再開しないだろうか」と不安になったら、「毎日、お金の使い道を教えてね」「何かあったら相談してね」と伝えるようにしてください。

大切なのは、本人を徹底的に管理することではなく、お金やギャンブルのことを、正直に話し合える関係をつくることです。本人が回復をめざすなかでは、スリップや再発がおこることもあります。そんなときも、隠さずにすぐ打ち明けてもらえるような関係を、毎日のやり取りのなかでつくり上げていきましょう。

治療が進めば本人を信頼することも大事

ギャンブル依存は本人を信頼しても回復する病気ではない。
しかし、治療が進めば信頼関係を築いていくことが重要だ。
そのために、正直に話し合える関係性を心掛けよう

NG

管理しすぎに注意!

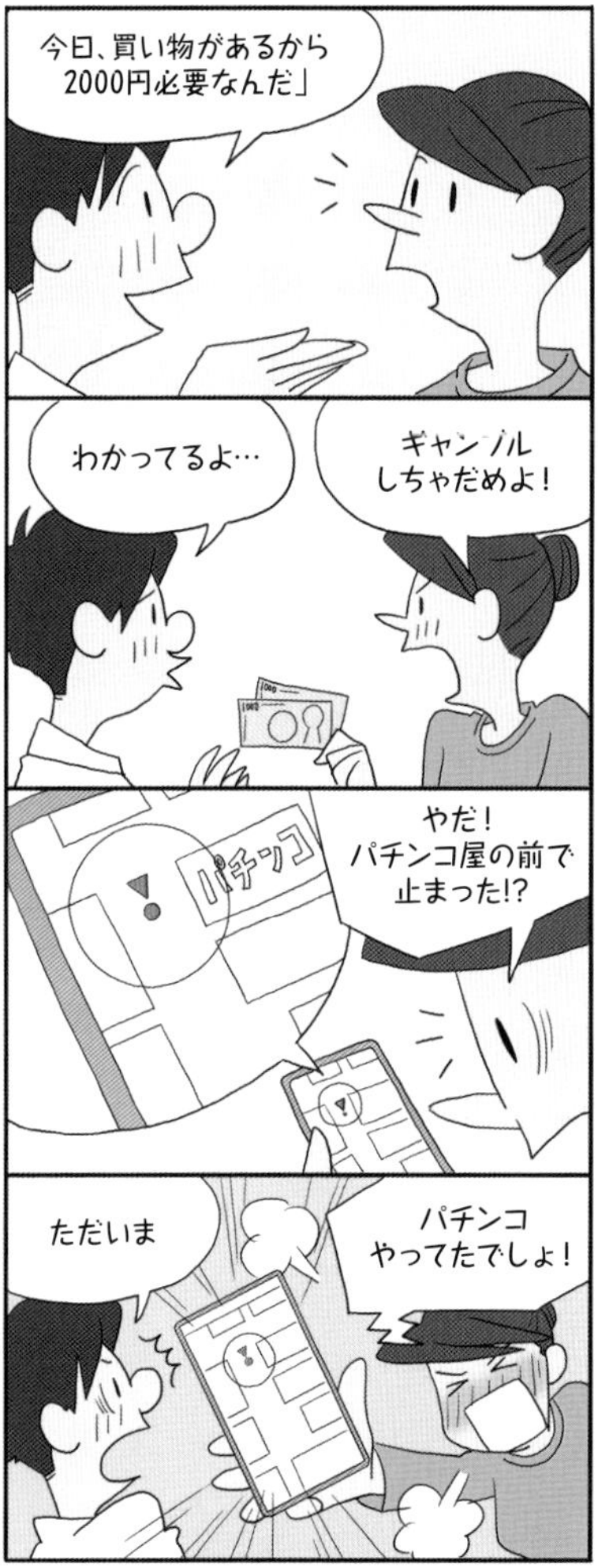
今日、買い物があるから
2000円必要なんだ」
わかってるよ…
ギャンブル
しちゃだめよ!
やだ!
パチンコ屋の前で
止まった!?
パチンコ
ただいま
パチンコ
やってたでしょ!

／ 過剰な管理は回復の敵! ＼

OK

肯定の声掛けと信頼を

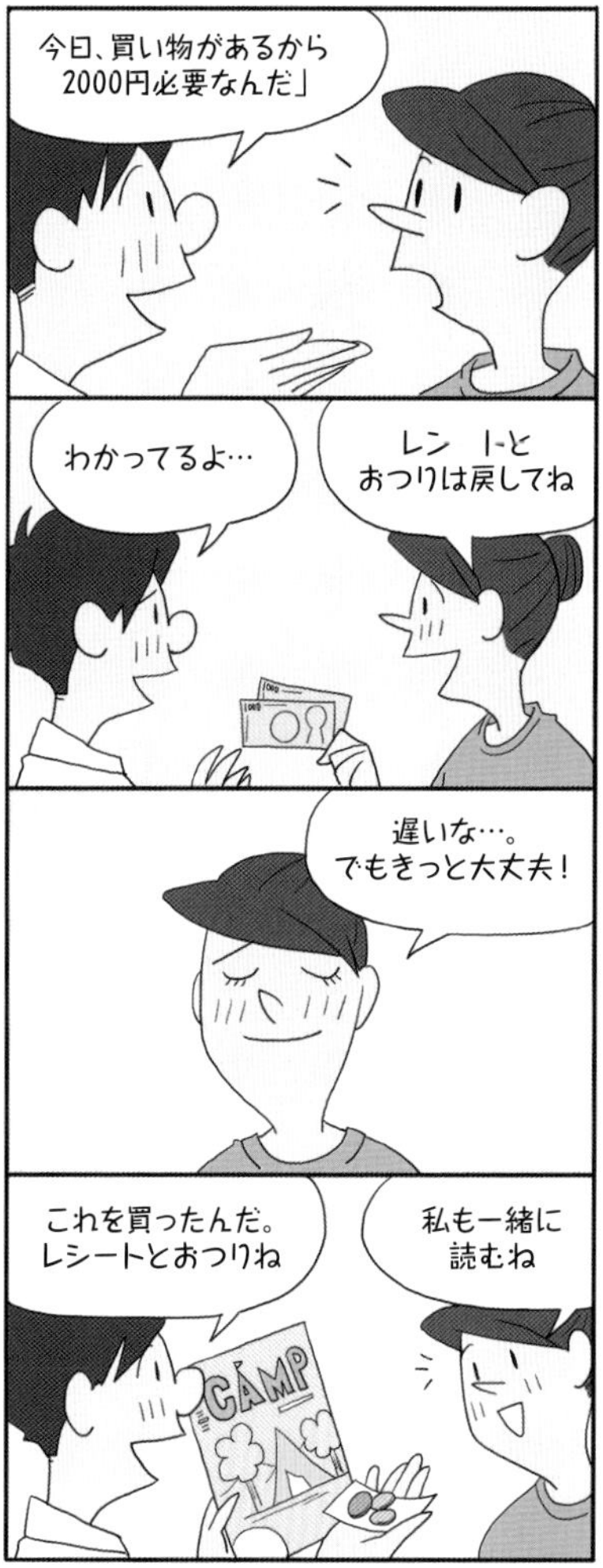
今日、買い物があるから
2000円必要なんだ」
わかってるよ…
レシートと
おつりは戻してね
遅いな…。
でもきっと大丈夫!
これを買ったんだ。
レシートとおつりね
私も一緒に
読むね
CAMP

／ 信頼関係が再発を防ぐ ＼

家族もケアを受けるべき存在

家族自身の生活を大切にする

家族は、本人のギャンブル問題が始まったときから、長く苦しんでいます。

本人が治療を受ける前の時点でかなり消耗しており、治療中には受診に付き添い、借金への対処も行うことになるため、心身が疲労してしまいます。そこでスリップや再発がおこると、「一生懸命やってきたのに」と強い落胆を感じてしまいます。

このように、ギャンブル依存者の家族は、自分を犠牲にしてまで本人の治療に付き合うことになるため、ストレスや疲労が溜まり、心身の病気になってしまうことがあります。ある調査では、依存者の配偶者の15%が、心の病気で医療機関を受診したとされているほどです。

もし、依存者の治療・生活のサポートが生活の大部分を占めるようになり、気分のすぐれない日が続くようになっていたら、ひとりで抱え込まず、医療機関などに相談しましょう。本人だけでなく、家族もケアされるべき存在なのです。

精神的につらいときには、本人のサポートから離れることも大切です。本人ができる部分は本人に任せ、休む時間を確保するようにしましょう。

生活習慣の乱れは、心身の調子を崩す要因にもなります。日々の生活習慣をおろそかにせず、友人と会ったり、趣味を楽しめたりするような時間もつくって、自分自身の生活を大切にしてください。

また家庭内では、どうしても本人にばかり目が行きがちになりますが、ほかの家族にも目を向けるようにしてください。とくに子どもがいる場合には、子どもの話を聞いてあげる時間を、定期的に設けるようにしましょう。

家族も自分の生活を大切に

ギャンブル依存では家族もギャンブル中心の生活になりかねない。
当事者と同様、ギャンブルと関係のない時間を大切にし、
ストレスを溜めない生活の工夫を

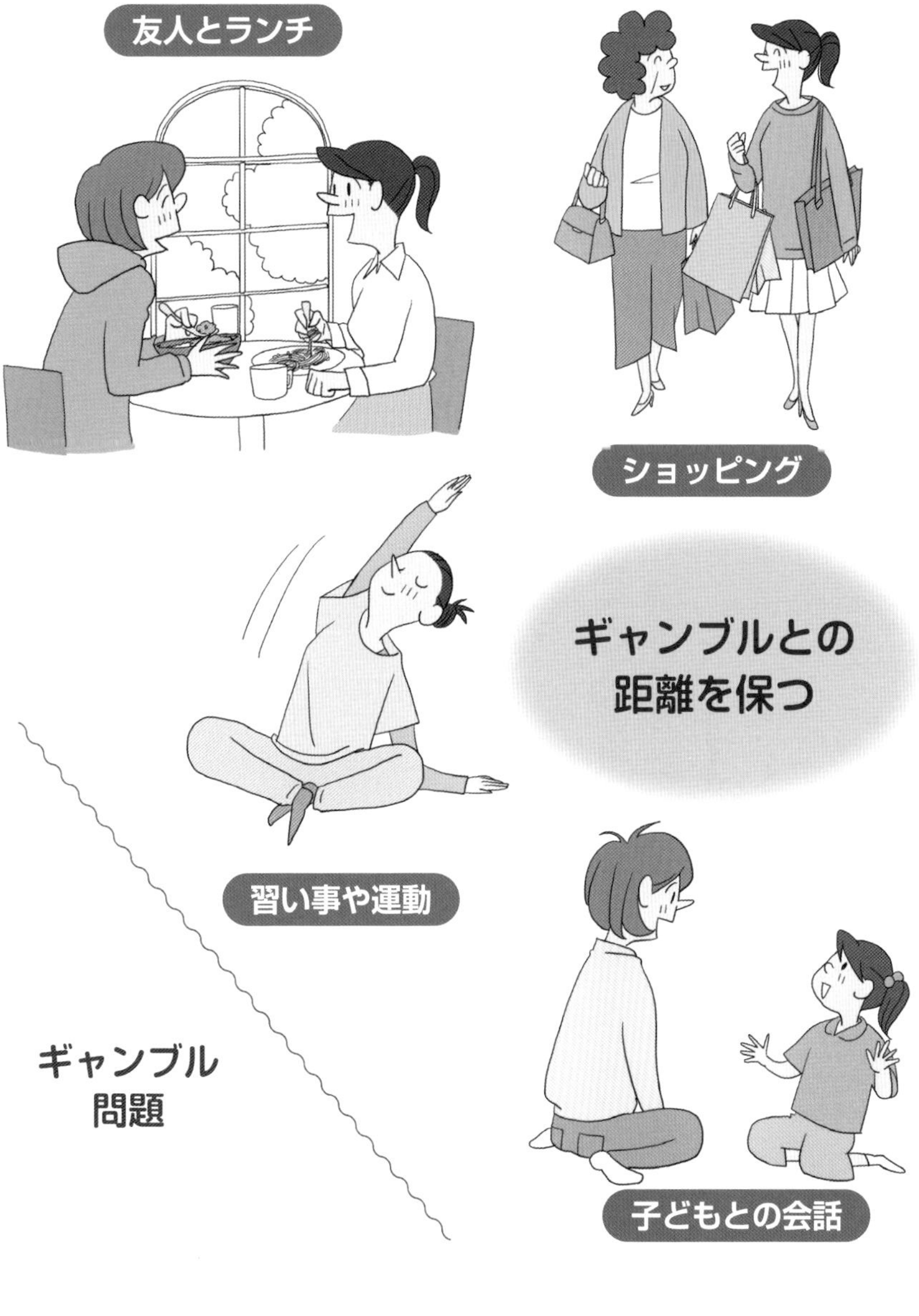
友人とランチ
ショッピング
ギャンブルとの距離を保つ
習い事や運動
ギャンブル問題
子どもとの会話

体験談①　ギャンブル依存当事者（20代・男性）

会社のお金を使い込んで仕事を失い自暴自棄に

私がギャンブルをはじめたのは、社会人になってすぐの頃でした。会社の先輩からパチンコに誘われ、断れずに何度か付き合いました。パチンコには興味はありませんでしたが、内向的な性格で人と話すことが苦手だった私が、先輩とパチンコという共通の話題ができたことで、少しずつ会社の人間関係に溶け込めた感じがしたのです。

それが、パチンコ＝楽しいというイメージになり、パチンコに行けば気分が上がるように感じ、ひとりでもパチンコに行くようになりました。気がつけば、四六時中パチンコのことばかりを考え、給料だけではお金が足りず、消費者金融でお金を借りるようになっていました。次に勝てば返せると、キャッシングを繰り返し、当時は、キャッシングの利用可能額が自分の貯金のような感覚でした。

そんな日々が続き、あっという間に200万円もの借金に膨れ上がりました。さすがにこのままではいけないと親に泣きついて返済してもらい、やり直そうと決心しました。

親に通帳類をあずけ、クレジットカードは持たないようにし、しばらくは、やめることができていました。けれども、仕事の人間関係でストレスが溜まるとどうしてもパチンコをしたくなり、ある日、出張のために会社から受け取った預かり金5万円に手をつけてしまったのです。そこからは堰を切ったように以前の生活に逆戻りでした。使い込んだ会社のお金を返すために消費者金融から借金をし、会社には嘘の出張申請をしてはお金を使い込み、そんな自分が嫌になって現実逃避のためにまたギャンブルをするという悪循環に陥りました。もはやギャンブルは楽しいものではなく、なんのためにやっているのかわからなくなっていました。

そんな生活は続くわけもなく、会社に嘘の申請がばれて、解雇されました。

母の言葉で自助グループに通う決心がついた

仕事を失い、人生の希望ももてなかった私を救ったのは母の言葉でした。母は、なんとか私を助けようと、依存の家族教室に通っていたようです。そこで、母は依存という病気について知り、「病気とは知らず、叱ってばかりで悪かった。ごめんね」と涙ながらに私に謝ったのです。私は、このままではいけないと、母のすすめで自助グループに参加することにしました。仕事でも人と話すのが苦手でしたが、同じ経験をした仲間とは本音を吐き出すことができ、どれほど心が落ち着いたかしれません。

そして、自助グループのスタッフの方に、仕事のストレスがギャンブルの原因かもしれないから、人とかかわらなくていい仕事をしてみたらどうかとアドバイスをいただき、転職をしたところ、仕事上のストレスがなくなり、不思議とギャンブルをしたい気持ちも消えていきました。これからも、今の安らかな生活を維持していきたいと思っています。

体験談②

ギャンブル依存当事者（40代・男性）

結婚を機にやめたはずがフラッシュバックがおこって…

今となっては、子どもの頃にゲームセンターに入り浸り、コインゲームに夢中になっていたのが、ギャンブル依存の始まりだったように思います。高校生でパチスロをはじめ、大学進学で一人暮らしをはじめると、気楽さからか、ギャンブルにのめり込むようになりました。バイト代では資金が足りず、奨学金も使い果たし、友人から借金するほどでした。

しかし、就職をして、結婚を考えるようになると、真面目に働こうと決意し、パチスロ通いも控えて借金もほぼ完済できるくらいになっていました。

結婚後は順調かと思われましたが、ある日、パチンコ店の前を通ったときに、光や音楽のフラッシュバックがおこり、ずいぶんやめられていたし、1回くらい大丈夫だろうと思ってしまったのです。けれども、案の定、1回では終わりませんでした。次の日もパチスロをしたくなり、妻は妊娠中だったにもかかわらず、残業と嘘をついてほぼ毎日会社帰りにパチスロを打つようになりました。妻には、「子どもも産まれるし残業もがんばらないと」などと、自分でも驚くほど流暢に嘘をついていました。もちろん、良心は痛みましたが、パチスロ通いはやめられませんでした。

ついに、出産のためにと貯めた貯金に手を出してしまい、両親にはギャンブルのことは伏せて、出産のためにとお金を借り、妻に内緒で穴埋めをしました。

ここでやめられればよかったのですが、貯金の使い込みがばれずに解決できたことをいいことに、またパチスロに手を出してしまいました。今度は両親にすがることもできず、ついに消費者金融に借金をしてしまい、あっという間に借金は300万円にも膨れ上がり、どうすることもできず、妻に白状したのです。

「借金よりも嘘をつかれていたことが悲しい」と妻に言われ…

妻が逆上すると思っていた私は、妻の意外な反応に驚き、心底自分を恥じました。妻に「借金していたことよりも、ずっと嘘をつかれていたことが悲しい」と泣かれました。本当にこたえました。そこで、インターネットで探した依存の専門クリニックで治療を受けることにしたのです。

治療で依存という病気について知るほどに、自分の今までの行動がまさにその症状であったことに気づきました。治療後、回復して思ったのは、嘘をつかなくていい生活はこんなにも楽なのかということです。嘘をつくストレスが、さらにギャンブルに向かわせていたのだと思います。治療後はクリニックで紹介された自助グループに週に1回通っています。新しい参加者の話を聞くと、依存状態だった頃の自分を思い出し、もうあの頃に戻りたくないと、気持ちを新たにすることができています。

体験談③

ギャンブル依存当事者の妻（30代・女性）

ギャンブルをやめさせようと必死だった

夫がギャンブル依存でした。結婚後しばらくして、夫が競馬のために生活費やボーナスを使い込んでいることがわかりました。使い込みが発覚するたびに喧嘩を繰り返し、私はなんとかギャンブルをやめさせようとあらゆる手を尽くしました。例えば、彼がギャンブルをするのは家にいるのが嫌なのではと思い、毎日ごちそうを作ってみたり、ギャンブル好きを理解しようと一緒に競馬に出かけてみたり。財布やクレジットカードを預かり、毎日の予定をチェックして、気がつけば彼を管理してコントロールしようとしていました。

けれども、私の努力も虚しく、夫のギャンブル癖は治らないどころか悪化し、1人目の子どもが生まれた頃には、多額の借金が発覚しました。

私の力ではどうにもならないと思い、インターネットで探した、家族のための自助グループに参加してみることにしたのです。最初は、ギャンブル依存者の家族の集まりに自分が参加することに抵抗がありました。けれども、ほかにすがるものもなく、勇気をふりしぼって会場に行ったのです。行ってみてびっくりしたのは、参加者のみなさんがとても明るかったことです。この人たち、本当にギャンブルや借金で困っているのかしら？と疑うほどでした。そして、温かく私を迎え入れてくださいました。これまでずっとひとりで悩んでいた私にとっては、心に光が差し込んだような気持ちになりました。

夫を変えようとしてはダメ、自分が変わらなければ

ここでは病気のことなどたくさんのことを教わりましたが、一番ためになったのは「夫を変えようとしてはダメ、自分が変わらなければいけない」ということです。今まで、ギャンブル漬けの夫のせいで自分はなんて不幸なんだと思ったり、私の誠意に応えてくれない夫を許せない気持ちでいっぱいでした。けれども、自助グループに通うようになって、思い切って夫の管理をやめ、私は私の生活を大切にしようと思えたのです。

出産を機にやめた仕事に復帰し、友達とランチにでかけたり、今までのギャンブル対策に明け暮れる日々から脱した生活は、私の夫への態度を変化させました。いつもは喧嘩ごしで夫を責めるような物言いだったのが、自然と自分の気持ちをストレートに、相手に配慮のある言葉で伝えることができるようになったのです。

すると、夫も少しずつ私の言葉に耳を傾けるようになり、回復施設に入ることを決意してくれました。ギャンブル依存からの回復に道筋が見えたと同時に、私たち夫婦の関係も少しずつ改善されていきました。お互いが自助グループにつながって2年がたちますが、夫はギャンブルをやめられています。娘と家族3人の穏やかな生活に感謝です。

ギャンブル等依存症対策基本法

ギャンブル依存当事者やその家族が、多重債務や貧困、虐待、犯罪などの重大な社会問題で日常及び社会生活に支障を生じさせないよう、対策を推進するために策定された法律

ギャンブル等依存症対策基本法とは

2016年　IR（Integrated Reasort 統合型リゾート）推進法が成立

2018年　ギャンブル等依存症対策基本法施行

IR 推進法の成立を受け、日本でカジノを含む IR の設置が進められる場合、ギャンブル依存に対する具体的な対策が求められることから、対策基本法がつくられた

＊「ギャンブル等」には、競馬、競輪、オートレース、競艇の公営ギャンブルに加え、パチンコなども含まれる

＊2014 年に施行されたアルコール健康障害対策基本法や、薬物等の依存に対する施策と連携が図られるよう配慮が必要とされている

ギャンブル等依存症問題啓発週間

5月14日～5月20日

ギャンブル等依存症対策基本法により、毎年この期間を「ギャンブル等依存症問題啓発週間」と定め、さまざまな情報発信などを行っている。

ギャンブル等依存の予防はもちろん、依存という病気に対して正しい知識をもつことで、依存の回復を応援し、受け入れられる社会を目指す

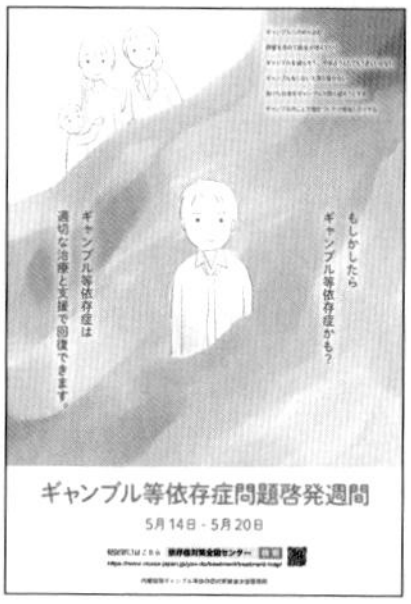

ギャンブル等依存症対策推進関係者会議

ギャンブル等依存症対策基本法に基づき、「ギャンブル等依存症対策推進本部を設置。ギャンブル依存当事者および家族を代表するもの、関係事業者、依存問題の専門知識を有するものからなる「ギャンブル等依存症対策推進関係者会議」が置かれている。ホームページでは、ギャンブル等依存の体験談や相談先を紹介している

https://www.kantei.go.jp/jp/singi/gambletou_izonsho

ギャンブル等依存の基本的な施策

国、地方公共団体、関係機関、関係事業者などが連携して、ギャンブル依存を防ぐため、次のような基本的施策を定めている

予防・啓発

・教育の振興
家庭、学校、職場、地域などで、ギャンブル等依存問題についての正しい知識の普及

・予防に資する事業の実施
国や地方公共団体は、広告や宣伝、入場管理など、関係事業者が行う事業の実施方法で予防が図られるような対策を講じる

体制の整備

・医療提供体制の整備
依存の専門医療機関を都道府県で整備し、情報発信なども行う

・相談窓口の設置
精神保健福祉センター、保健所、消費生活センター、日本司法支援センターでの相談支援体制の整備

・連携協力体制の整備
上記の機関やそのほかの民間団体などの間での連携協力体制を向上させる

人材の確保

医療、保健、福祉、教育、法務、矯正などに関する業務に携わる人材の養成・確保を行う

支援

・社会復帰の支援
円滑に社会復帰できるよう、就労などの支援を推進

・民間団体の活動への支援
民間の回復施設や、自助グループ、市民活動などを支援

調査・研究

・調査研究の推進
国や地方公共団体は、ギャンブル等依存の予防や、診断、治療に関する研究を推進し、成果の普及に務める

・実態調査
政府は３年ごとに、ギャンブル等依存問題の実態に関する調査を行い公表する

３段階での予防対策

一次予防		二次予防		三次予防
教育や情報提供、カジノの利用制限などで発症を予防	→	相談窓口の設置やカウンセリング体制を整え早期発見・治療	→	専門医療機関・民間施設の充実や連携で治療や再発予防

活動記録シート

時間	月　日(　)	月　日(　)	月　日(　)	月　日(　)	月　日(　)
6:00					
7:00					
8:00					
9:00					
10:00					
11:00					
12:00					
13:00					
14:00					
15:00					
16:00					
17:00					
18:00					
19:00					
20:00					
21:00					
22:00					
23:00					
0:00					
1:00					
2:00					
3:00					
4:00					
5:00					

書き方はP116を参考にしてください

活動計画シート

時間	月　日(　) 〈　　の日〉	月　日(　) 〈　　の日〉	月　日(　) 〈　　の日〉	月　日(　) 〈　　の日〉	月　日(　) 〈　　の日〉
6:00					
7:00					
8:00					
9:00					
10:00					
11:00					
12:00					
13:00					
14:00					
15:00					
16:00					
17:00					
18:00					
19:00					
20:00					
21:00					
22:00					
23:00					
0:00					
1:00					
2:00					
3:00					
4:00					
5:00					

取材協力

宋龍平 岡山県精神科医療センター 精神科専門医　小砂哲太郎 久里浜医療センター 作業療法士
髙山輝大 久里浜医療センター 精神保健福祉士　古野悟志 久里浜医療センター 公認心理師

本書刊行にあたり、上記の医療職の方々ほか多くの方にご協力を賜りました。
誠にありがとうございます。

索引

アルファベット

あ行

か行

■監修
樋口 進（ひぐち・すすむ）
独立行政法人国立病院機構久里浜医療センター名誉院長・顧問
昭和54年東北大学医学部卒業。米国立保健研究所(NIH)留学、国立久里浜病院臨床研究部長、国立病院機構久里浜医療センター院長などを経て現職。ゲーム依存、ギャンブル依存などの行動嗜癖、アルコール関連問題の予防・治療・研究などを専門とする。2011年に国内初のネット依存治療専門外来を設立。WHO専門家諮問委員、行動嗜癖に関するWHO会議およびフォーラム座長、厚生労働省アルコール健康障害対策関係者会議会長、同省依存検討会座長(2013年)、内閣官房ギャンブル等依存症対策推進関係者会議会長、国際アルコール医学生物学会(ISBRA)理事長、国際嗜癖医学会(ISAM)アジア地区代表、国際行動嗜癖研究学会理事などを務める。

ウルトラ図解 **ギャンブル依存**

2023年11月20日　第1刷発行

監修者　樋口 進
発行者　東島俊一
発行所　株式会社 法研
〒104-8104　東京都中央区銀座1-10-1
http://www.sociohealth.co.jp
印刷・製本　研友社印刷株式会社

0101

ISBN 978-4-86756-084-6 C0377　定価はカバーに表示してあります。

乱丁本・落丁本は小社出版事業課あてにお送りください。

送料小社負担にてお取り替えいたします。